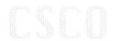

中国临床肿瘤学会
患者教育手册

U0288393

肺癌

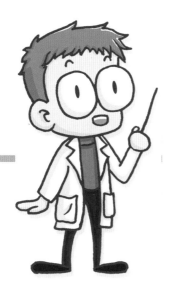

名誉主编　周彩存　朱　波

主　编　孙建国　苏春霞

编者（按姓氏笔画排序）

王　俊　王永生　王慧娟　朱正飞　许　川　阮志华

孙建国　苏春霞　李际盛　张红梅　陈小兵　林　劼

林　根　周承志　单锦露　赵　兵　夏　蕾　郭　卉

章必成　彭　玲　褚　倩　薛俊丽

人民卫生出版社
·北京·

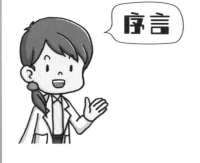

序言

肺癌是严重威胁人类健康的恶性肿瘤之一。目前，肺癌治疗技术发展日新月异，新方法、新视角层出不穷。

对患者来说，应该配合医生进行治疗，参与疾病的全程管理，进而最大程度地提高生活质量和生存机会。在肺癌的不同阶段，患者需要面对各自独特的问题，患者和家属往往会通过网络寻找这些问题的答案，由于他们无法甄别信息的真伪，往往会陷入各种误区中。

本书通过通俗易懂的语言和就医场景的漫画呈现，用医患沟通的方式，把肺癌的基本知识、诊断技术、治疗方法、居家照护等内容展示给读者，使读者能够了解肺癌诊疗的全过程。

本书由周彩存教授、朱波教授牵头，孙建国教授、苏春霞教授联合主编，中国临床肿瘤学会患者教育专家委员会各位专家通力合作编写，确保了内容的科学性、严谨性。

希望这本《中国临床肿瘤学会患者教育手册：肺癌》能够帮

助肺癌患者及家属正确认识并积极应对肺癌诊疗过程中的各种问题；能够引导患者和家属正确面对肺癌，坚持规范治疗，保持积极、乐观的心态，享受美好的明天！

上海交通大学附属胸科医院

廖美琳

2021 年 10 月

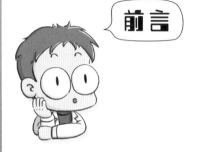

前言

　　肺癌的发病率和死亡率多年来一直居高不下，一直严重威胁着我国居民的健康。尽管近年来肺癌的诊疗水平飞速提升，但由于人口众多、经济卫生发展不均衡、患者及公众缺乏对疾病的正确认知等原因，"谈癌色变"的情况仍然普遍存在。加之公众获得疾病相关信息的渠道较为丰富，而这些信息的内容良莠不齐，有可能使肺癌患者及家属步入治疗误区，使患者未能及时、规范地进行治疗甚至放弃治疗，导致令人惋惜的结果。

　　随着肺癌患者生存期逐渐延长，他们更需要了解肺癌诊疗全过程的知识，强化对肺癌疾病的认知并提升自我管理能力。本书将医学术语转化为通俗易懂的语言，配合漫画，让患者了解在肺癌诊疗过程中必要的医学知识，更好地配合医生进行治疗。

　　在中国临床肿瘤学会（CSCO）患者教育专家委员会各位专家的通力合作下，本书终于得以面世。本书旨在帮助已经确诊为肺癌或者对肺癌疾病知识有需求的群体，帮助他们正确认识肺癌疾病和诊疗的相关知识，提高其科学应对肺癌相关问题的能力，延长患者的生存期并提高生活质量。

孙建国　苏春霞

2021 年 10 月

目录

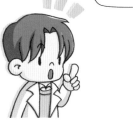

第五章　肺癌的化学治疗

第六章　肺癌的靶向治疗

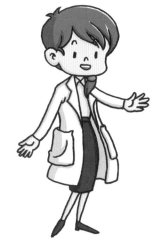

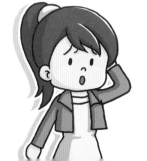

第十章　肺癌治疗中的不良反应

第十一章　肺癌患者的日常生活提示

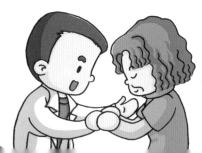

第十二章 肺癌家属专题

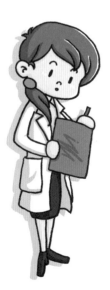

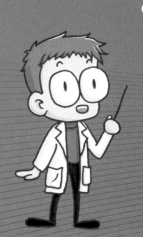

第一章

肺癌的概述

别害怕，让我们一起来了解什么是肺癌

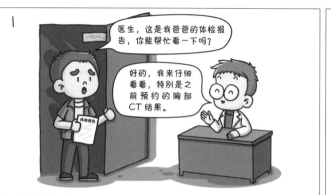

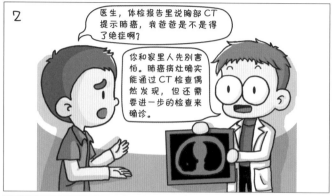

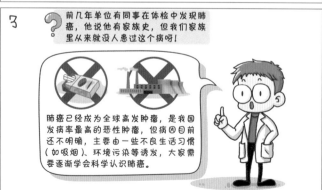

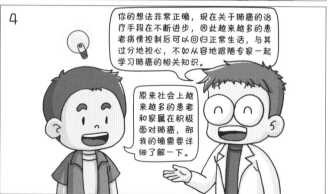

知识精选

　　肺癌是起源于气管、支气管和腺体的胸腔内恶性肿瘤。

　　肺癌是影响我国居民健康的主要恶性肿瘤，无论是城市还是乡村，其发病率和死亡率均呈现逐年上升趋势，每年因肺癌死亡的患者约占因所有恶性肿瘤死亡患者的1/4。

　　晚期肺癌患者的5年生存率不足20%，通过体检发现并规范治疗的早期肺癌患者其5年生存率可以接近90%。目前肺癌的治疗手段相对于其他恶性肿瘤更加多样、治疗模式更加系统，治疗理念更加注重提高患者的生活质量。

　　肺癌的致病危险因素较多，大致分为外部因素和人体自身因素，如环境污染、精神因素、吸烟、呼吸系统疾病史及肺癌家族史等。

专家建议

　　肺癌的发病风险随着年龄的增长显著增加，50岁及以上或者具有高危因素的人群可以通过健康体检进行筛查，其中最好的办法是低剂量螺旋CT，应该做到早发现、早诊断、早治疗，避免肺癌发展为晚期。此外，大家需要从小养成健康的生活习惯，避免接触烟草、酒精等致癌物质，注意防范室外大气污染、室内厨房油烟、房屋装修污染，还要保持心情愉快，这样就能降低肺癌的发生风险。

肺癌的分类、分期以及相应的治疗方法

1

医生，我听说肺癌可以表现为咳嗽、气急、咯血，也可以表现为骨痛、头痛，是这样吗？

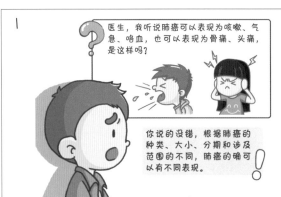

你说的没错，根据肺癌的种类、大小、分期和涉及范围的不同，肺癌的确可以有不同表现。

2

你提到的"肺癌的种类"是什么意思？

你爸爸得的是非小细胞肺癌，它其实是指病理分类上相对于小细胞肺癌而言的一类肺癌的总称。小细胞肺癌患者比例较低、恶性程度高、预后差；非小细胞肺癌患者比例较高、恶性程度相对低、治疗手段相对较多。在非小细胞肺癌中，腺癌常发生基因突变，随着分子检测水平的提高，很多患者可以发现驱动基因突变，而这种突变往往可以通过靶向治疗控制病情，就像高血压、糖尿病一样，通过靶向治疗有望使得肺癌成为慢性病。

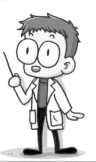

3

要如何确定肺癌的分期呢？

关于肺癌的分期，目前临床医生主要是采用 TNM 分期系统。

T 代表原发肿瘤的信息，也就是肿瘤的大小。

N 代表受累淋巴结的信息，也就是淋巴结转移情况。

M 代表转移灶的信息，也就是指是否有远处转移灶。

医生会对这三方面的情况进行综合评估，得出病情分期（肺癌大致分为早、中、晚期），以全面了解肺癌的严重程度。

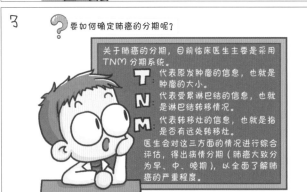

4

非常感谢你的讲解，那你前面提到的分期对于治疗措施有什么影响呢？

你的这个问题提得非常有意义。一般说来，肺癌患者的生存期和疾病分期密切相关，晚期肺癌患者的生存时间通常明显短于早期肺癌患者，同时最有效的治疗措施也会因为不同分期而有所区别。早中期肺癌患者应当尽快请专科医生判断是否有手术的机会，一些不能手术的局部晚期肺癌患者可以接受根治性放化疗，而晚期肺癌患者则需要考虑启动全身抗肿瘤药物治疗。此外，局部或远处的转移灶的处理也需要依赖于准确的肿瘤分期。

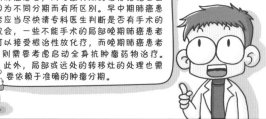

知识精选

　　肺癌的临床症状与肺癌的病理类型、生长部位、肿瘤大小，以及是否发生转移和转移部位密切相关。

　　肺癌可以分为非小细胞肺癌和小细胞肺癌，前者较为常见（约占85%），它还包括一些小的亚类，如鳞癌、腺癌、大细胞癌等。非小细胞肺癌一般采用手术、化疗、放疗、靶向治疗和免疫治疗等综合手段进行治疗。小细胞肺癌相对少见（约占15%），大多数患者就诊时已处于广泛期，难以施行根治性治疗，目前已形成免疫治疗联合化疗的标准治疗模式。

　　肺癌的规范化分期目前采用第8版国际抗癌联盟（UICC）肺癌TNM分期，根据具体的T（原发灶）N（淋巴结）M（转移灶）标准，医生会针对患者的具体情况进行分期，即Ⅰ期、Ⅱ期、Ⅲ期和Ⅳ期，其中Ⅰ～Ⅱ期为早期，Ⅲ期为局部晚期（中期），Ⅳ期为晚期。

　　早期肺癌患者的主要治疗措施为手术治疗，可以配合放化疗及靶向治疗，晚期肺癌患者的治疗手段更加多样，包括放疗、化疗、靶向治疗、免疫治疗等。大多数晚期肺癌患者5年生存率不足20%，但通过早期筛查、早诊早治，有机会提高肺癌的治愈率。

专家建议

　　肺癌患者在确诊肺癌之后或接受任何抗肿瘤治疗之前，需要有充分的时间和机会来了解肺癌病情的复杂性。首先，也是最重要的，就是充分且深入地了解肺癌的分型、分期，这不但能为患者提供充分的疾病信息、提高就诊效率，也能减少医患沟通的障碍，帮助患者及家属更好地配合医生做好后续的病情管理，快速且准确地选择最适合患者的治疗措施。

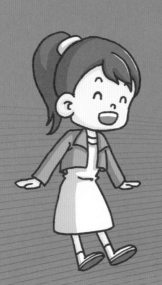

第二章

肺癌的检测

肿瘤标志物、穿刺活检、免疫组化和基因检测

1

好的，肿瘤标志物是由癌细胞释放到血液或其他体液中的一些物质。医生通过观察这些标志物数值的变化辨识可能存在的肿瘤并判断肿瘤的部位。需要注意，一些非肿瘤情况，如感染、外伤也可以引起肿瘤标志物的变化。

医生，我妈妈的化验结果提示肺癌相关肿瘤标志物升高，你能告诉我什么是肿瘤标志物吗？

化验单
CYFRA21-1
P53

2

难怪你怀疑我妈妈肺里的肿块可能是肺癌。那么还要做什么检查来确诊呢？

嗯，我们上周针对这个疑似肺癌的肿块进行了穿刺活检，标本已经送到病理科进行检查了，目前需要等其中的免疫组化检查结果。

3

穿刺活检就是利用穿刺针从肿块上取出一小块组织送病理检查，以明确病变的性质。免疫组化全称是免疫组织化学染色，是病理科用于诊断病变性质的一种常用的技术方法，通过给良恶性不明或组织来源不明的组织标本进行相关标志物染色，就可以判断是否存在肺癌以及肺癌的具体类型。

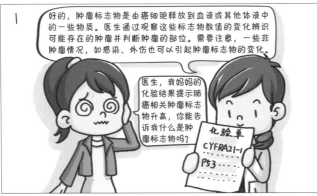

你说的穿刺活检和免疫组化都是些什么检查？

4

原来是这样，我听别人说肺癌还需要做基因检测，是这样吗？

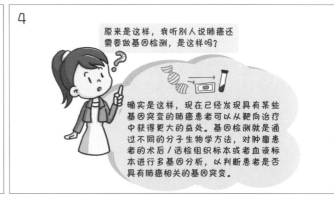

确实是这样，现在已经发现具有某些基因突变的肺癌患者可以从靶向治疗中获得更大的益处。基因检测就是通过不同的分子生物学方法，对肿瘤患者的术后／活检组织标本或者血液标本进行多基因分析，以判断患者是否具有肺癌相关的基因突变。

知识精选

肺癌相关的肿瘤标志物在肺癌的早期诊断、病理分型、疾病分期、疗效评估和指导预后等方面起着重要的作用。常用的肺癌相关肿瘤标志物有癌胚抗原（CEA）、细胞角蛋白19片段（CYFRA21-1）、神经元特异性烯醇化酶（NSE）、胃泌素释放肽前体（ProGRP）和糖类抗原125（CA125）。

针对肺部不明肿块的穿刺活检技术，目前最常用的是CT引导下的肿块穿刺活检术。但是对于有胸外科手术指征的肺部占位患者，CT引导下肺穿刺活检不是优先推荐，这种情况下可以通过直接手术切除后再做病理分析来明确诊断。CT引导下穿刺活检的并发症包括肺内或胸腔内出血、气胸、针道肿瘤种植转移等，但这些并发症的发生率很低。此外，还可以在支气管镜下通过超声定位（EBUS）对肺部肿块进行穿刺活检。

肺癌诊断的"金标准"是病理诊断，通过免疫组化方法对不同标志性蛋白的表达水平进行评估，有助于准确鉴别肿瘤的组织类型。此外，免疫组化检测PD-L1蛋白的表达水平也是判断肺癌患者免疫治疗获益的主要指标。

具有不同基因突变的肺癌患者可以采取的治疗措施及预后存在巨大差异，因此有必要在初始治疗前或更换治疗药物时检测肺癌患者的基因突变情况及动态变化情况，帮助医生准确选择适合的靶向药物并判断预后。

专家建议

肺癌的诊断分为临床诊断和病理诊断。临床诊断是医生根据临床经验和相关辅助检查结果作出的疾病诊断，带有一定的主观性和经验性。病理诊断则是病理科医生针对手术/活检组织进行病理学检查所给出的组织病理学诊断。只有将两者结合才能更全面地获取病情信息，制订完备的诊疗方案。

液体活检与组织活检的区别

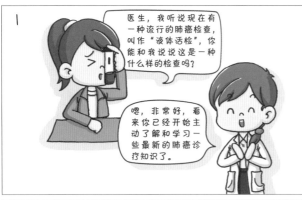

1

医生，我听说现在有一种流行的肺癌检查，叫作"液体活检"，你能和我说说这是一种什么样的检查吗？

嗯，非常好，看来你已经开始主动了解和学习一些最新的肺癌诊疗知识了。

2

科学家们已经发现，包括肺癌在内的恶性肿瘤会释放一些很微小的物质（包括循环肿瘤细胞、循环肿瘤 DNA、外泌体等）进入人体血液循环系统，通过一些先进的技术方法对上述物质进行分离和检测，能够获得一些诸如基因突变的信息，这些信息可以用于指导针对恶性肿瘤的治疗。这些信息是通过检测患者的血液、唾液、尿液及其他体液（如胸腔积液、腹腔积液）样本获得的，因此也被称为液体活检。

3

这和上次你说的组织活检有什么区别吗？

液体活检具有便捷、创伤小或者无创、无须住院等优点，特别适合高龄、身体条件不适合或不能承受组织活检的患者。但目前液体活检也存在敏感性低、获得的肿瘤相关信息偏少、检测费用较高等缺点，因此还有待进一步发展和完善。

4

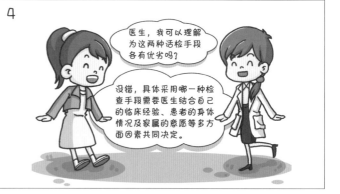

医生，我可以理解为这两种活检手段各有优劣吗？

没错，具体采用哪一种检查手段需要医生结合自己的临床经验、患者的身体情况及家属的意愿等多方面因素共同决定。

📖 知识精选

液体活检是指利用人体的血液、唾液、尿液等体液作为检测标本来获取肿瘤相关信息的检测技术。

液体活检主要包括针对循环肿瘤细胞（CTC）、循环肿瘤DNA（ctDNA）和外泌体等的检测，其中CTC与ctDNA是目前最常用的两种液体活检靶标。

液体活检具有依从性佳、标本易获取、特异性好等优点，且能有效地克服肿瘤异质性，有助于肿瘤的辅助诊断、基因突变动态监测、疗效评价及预后判断等。

液体活检的缺点包括：①无法获得组织病理学诊断，因此无法确诊肿瘤病理类型及指导肺癌患者初始治疗方案的选择；②检测结果的敏感性略逊于组织活检；③液体活检需要精密的检测仪器及复杂的操作流程，一般由第三方基因检测公司开展，质量不统一且大部分需要自费。

 专家建议

组织活检可以帮助患者获得明确的组织病理学诊断结果，敏感性和特异性都很高，多由公立医疗机构开展，医保可以覆盖多数检查费用。但组织活检属于有创性检查，高龄、肿瘤较小或部位隐匿的患者在穿刺后发生并发症的风险较高，而且穿刺获取的标本只能代表肿瘤局部，受肿瘤异质性影响较大。液体活检则不受肿瘤异质性影响，可较为全面地反映全身肿瘤的整体情况，患者接受程度高，但其在敏感性、准确性和经济性方面仍有待改善。患者及家属可以和医生共同讨论两种检查的利弊，从而作出最适合患者的选择。

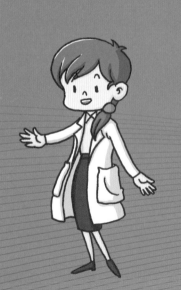

第三章

肺癌的手术治疗

手术及围术期治疗

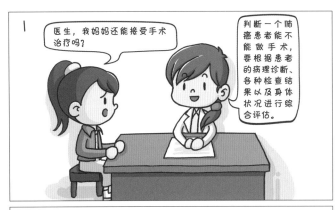

1　医生，我妈妈还能接受手术治疗吗？

判断一个肺癌患者能不能做手术，要根据患者的病理诊断、各种检查结果以及身体状况进行综合评估。

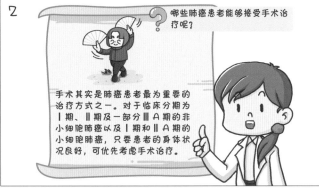

2　哪些肺癌患者能够接受手术治疗呢？

手术其实是肺癌患者最为重要的治疗方式之一。对于临床分期为Ⅰ期、Ⅱ期及一部分ⅢA期的非小细胞肺癌以及Ⅰ期和ⅡA期的小细胞肺癌，只要患者的身体状况良好，可优先考虑手术治疗。

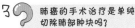

3　肺癌的手术治疗是单纯切除肺部肿块吗？

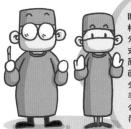

肺癌的手术治疗包括不同的类型，根据胸部肿瘤的大小和位置，一般分为楔形切除术、肺段切除术、袖式肺叶切除术及全肺切除术。手术原则是把肿瘤完整切除，同时切除的边缘要和正常组织留有足够的安全距离才能确保根治，所以肺癌的手术治疗并非单纯切除肺部肿块那么简单。越是早期的肺癌，手术治疗效果越好。

4

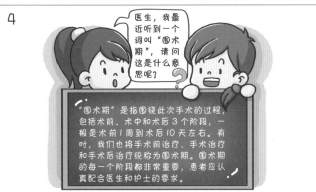

医生，我最近听到一个词叫"围术期"，请问这是什么意思呢？

"围术期"是指围绕此次手术的过程，包括术前、术中和术后3个阶段，一般是术前1周到术后10天左右。有时，我们也将手术前治疗、手术治疗和手术后治疗统称为围术期。围术期的每一个阶段都非常重要，患者应认真配合医生和护士的要求。

知识精选

临床分期为Ⅰ期、Ⅱ期及部分ⅢA期的非小细胞肺癌以及Ⅰ期和ⅡA期的小细胞肺癌，在患者的身体状况良好时，优先考虑手术治疗。

手术方式分为楔形切除术、肺段切除术、袖式肺叶切除术及全肺切除术。

围术期分为术前、术中和术后三个阶段，包括术前对患者身心状况的调节和管理、术中操作过程及术后监测及护理等诸多事宜。

腹式呼吸是以运动为主的呼吸。患者采用鼻吸气，吸气时将腹部向外隆起，屏气1~2秒，使肺泡张开，呼气时让气体从口慢慢呼出。

咳嗽训练时，患者应尽可能坐直，进行深而慢的腹式呼吸，咳嗽时口呈半月形，吸气后屏气3~5秒，之后用力从肺部深处咳嗽（不要从口腔后面或咽喉部咳嗽），用两次短而有力的咳嗽将痰咳出。对于术后切口疼痛、呼吸肌疲劳的患者，可先轻轻地进行肺深处咳嗽，将痰引至大气管时再用力咳出。咳嗽后患者要休息片刻以恢复体力。

专家建议

患者应在术前戒烟、戒酒；术前禁食12小时、禁水4~6小时，以减少麻醉时食物反流，避免误吸的发生。术前患者应洗澡，修剪指甲、胡须，更换清洁的衣服，术前1天请在病房与主管医生及麻醉医生进行术前谈话并签署相关医疗文件。对于手术的患者，腹式呼吸与有效的咳嗽训练非常重要。患者应积极配合医生及护士的要求，一起为手术做好准备。术后患者及家属应注意伤口和引流管的情况，如有不适请及时与医生、护士沟通。

晚期肺癌可以手术吗

1

医生，如果患者确诊为晚期肺癌，还有手术的机会吗？

晚期肺癌一般是没有手术机会的，尤其是小细胞肺癌，通常不会考虑手术治疗。但是，对于晚期非小细胞肺癌患者来说，有三种特殊情况经过多学科讨论可以争取手术治疗的机会。第一种是局部晚期非小细胞肺癌；第二种是寡转移的晚期非小细胞肺癌；第三种是临床考虑为晚期肺癌，但难以经常规方式取材，可能需要通过手术获得病理诊断的组织标本。

2

医生，你能分别解释一下这三种特殊情况吗？

好的。第一种是局部晚期非小细胞肺癌患者，就是指肿瘤局部侵袭性生长，并且侵犯了邻近的重要脏器，传统手术难以直接、完整切除肿瘤。但随着外科诊疗技术的提高，这部分患者如果没有纵隔淋巴结转移，可以尝试通过肿瘤的大块切除＋器官重建来达到肿瘤根治性切除的目的。如果患者有纵隔淋巴结转移，可以选择新辅助治疗，即术前先做新辅助治疗，使原本无法根治性切除的肿瘤缩小，进而达到外科切除的目的。

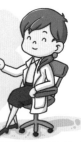

3

第二种情况呢？

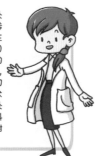

寡转移是指恶性肿瘤在远处单一器官内出现1~5个转移灶。它的特点是转移灶在单一器官内，转移灶的数目一般不超过5个。这样的寡转移晚期非小细胞肺癌，如果原发病灶能够完整切除，可以考虑积极进行手术治疗。医生对于转移灶的处理方式不同，可以考虑外科切除，也可以选择放疗、射频消融等局部治疗手段。

4

第三种情况应该如何理解呢？

临床上有一部分患者，他们的肺部肿瘤较小，直径在1cm左右，影像学检查考虑肺癌，且经过全身检查后发现多处转移。这部分患者肺部的病变因病灶较小且部位较深或者靠近大血管而难以获取病理诊断，转移灶往往因为位置比较特殊也难以取到标本进行活检以明确诊断，如一些骨转移、脑转移、肾上腺转移等。对于这部分考虑为晚期非小细胞肺癌的患者，因为没有确诊，所以无法进行下一步治疗。此时，可以考虑通过胸腔镜或外科手术，切除肺部病灶来明确诊断，为后续的治疗提供病理依据。

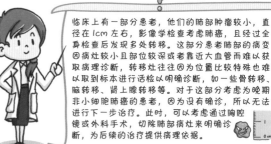

📖 知识精选

"确诊为晚期肺癌，就完全没有任何机会手术了"是一种落后的、错误的观点。

对于晚期非小细胞肺癌患者来说，有三种特殊情况可以考虑手术治疗：①局部晚期非小细胞肺癌；②寡转移的晚期非小细胞肺癌；③没有病理诊断，临床认为是晚期肺癌，需要手术来明确诊断。

专家建议

手术是早期肺癌患者的首选治疗方式。对于中晚期肺癌患者，要通过肿瘤内科、外科以及放疗科等多学科会诊，最终制订合理的治疗方案。对于少数晚期肺癌患者，也存在手术的可能性。总之，医生需要权衡各方面因素，制订整体治疗方案，作出最适合患者的选择。

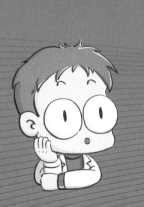

第四章

肺癌的放射治疗

什么样的肺癌患者需要接受放疗

1

医生，像我妈妈这样的情况适合放疗吗，究竟什么样的患者需要接受放疗呢？

放射治疗，简称放疗，主要用于以下几种情况：①早期非小细胞肺癌患者，因身体原因不能手术治疗的，放疗可以作为一种根治性治疗；②可手术肺癌患者的术前及术后辅助治疗；③局部晚期、病灶无法切除的肺癌患者；④晚期不可治愈患者的姑息治疗，主要目的是缓解症状。

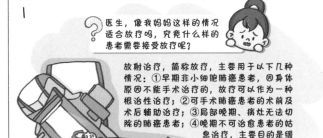

2 医生，你提到一个"局部晚期"，我不太明白，可以解释得更详细一些吗？

局部晚期肺癌指的是肿瘤病灶在胸腔内，且肿瘤直径很大，侵犯了周围的组织器官，或者出现了肺门和纵隔淋巴结转移，临床分期为Ⅲ期。对于这类患者，目前建议的治疗方案是根治性放化疗。患者可以接受放疗联合同期化疗，如果身体不能耐受，那么可以调整为先化疗后放疗或者先放疗后化疗的序贯治疗。

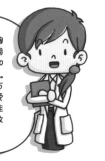

3 那"晚期不可治愈患者的姑息治疗"又是什么意思呢？

有广泛转移的Ⅳ期非小细胞肺癌患者，部分可以在化疗的基础上进行放疗，达到缓解症状的目的。医生会在评估患者病情的基础上，将放疗、化疗、靶向治疗、免疫治疗等进行合理组合，以减轻患者的痛苦，提高生活质量。当患者全身治疗获益明显时，可以考虑采用立体定向放疗（SBRT）技术治疗残存的原发灶和/或寡转移灶，争取获得更持久的疗效。

4 医生，你之前说的手术后也需要放疗，是针对所有肺癌术后患者吗？

术后放疗是要分情况的，它适用于手术后发现切缘阳性的患者。如果术后发现切缘阳性而纵隔淋巴结阳性（pN2期），除了需要接受常规的术后辅助化疗外，将根据不同情况考虑是否加用术后放疗。但由于部分患者身体耐受不了同时接受放化疗，一般会建议患者先化疗再放疗。如果术后发现切缘阳性，建议同步接受放化疗，如果患者身体耐受不了，就需要先做化疗再做放疗。需要注意的是，切缘阳性的患者要尽早开始放疗。

知识精选

　　早期非小细胞肺癌患者，因身体原因不能手术治疗的，放疗可以作为一种根治性治疗。

　　局部晚期肺癌患者需要接受根治性放化疗。

　　广泛转移的 IV 期非小细胞肺癌患者，放疗可以达到减轻症状的目的。

　　手术后发现切缘阳性的患者，需要接受术后放疗。

专家建议

　　放疗与手术治疗、化疗的联系非常密切。患者在治疗之前，医生会为其考虑治疗流程，对于单一手术不能完全根治的患者，就要考虑进行化疗和放疗，在肺癌的综合治疗中放疗是非常重要的治疗手段。

哪些肺癌患者可以进行同步放化疗

1

医生，前段时间我去看望了一位病友，那位病友说自己的治疗方案是"同步放化疗"，我有些好奇，这是一种怎样的治疗方案呢？

同步放化疗，就是同期进行放疗和化疗，利用放疗和化疗之间的协同作用共同对抗肿瘤，主要包括单独使用同步放化疗、术前同步放化疗、术后同步放化疗等。

2

Q: 医生，什么样的肺癌患者可以进行同步放化疗呢？

A: 针对非小细胞肺癌，以下几种情况可以考虑进行同步放化疗：①ⅡB期和Ⅲ期术后患者，手术后发现切缘阳性；②肺上沟癌，术前分期为 T_3 或 T_4，$N_{0～1}$，术前须接受同步放化疗；③肺上沟癌，临床分期为 $T_4,N_{0～1}$，不可手术者，须接受同步放化疗；④Ⅲ期不可手术者；⑤术后纵隔淋巴结复发者；⑥上腔静脉综合征者等。小细胞肺癌的同步放化疗主要适用于局限期小细胞肺癌患者。当然，每位患者的具体情况不同，是否适合进行同步放化疗，需要医生或者多学科团队讨论后给出建议和方案。

3

同时进行放化疗，不良反应是不是也会叠加，肺癌患者能耐受吗？

你有这样的担心是正常的，同步放化疗在一定程度上确实会带来叠加的不良反应，但是患者及家属也不必过于担心，这种不良反应通常是可控、可处理的，而且医生也会根据患者的身体状况评判其是否适合接受同步放化疗；对于耐受力比较差的患者，一般会推荐序贯放疗＋化疗的治疗模式。

不良反应

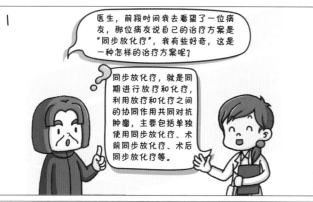

4

目前国内同步放化疗方案的疗效如何？

多项研究表明，对于Ⅲ期不可手术的非小细胞肺癌患者，同步放化疗与序贯放化疗相比，可以提高客观有效率、延长无进展生存时间及总生存时间、降低远处转移率，这与国际上大型的Ⅲ期随机对照研究结论一致。

📖 知识精选

同步放化疗，就是放疗、化疗同期进行；序贯放化疗，一般是指在化疗完成后序贯进行放疗。

非小细胞肺癌可以考虑进行同步放化疗的六种情况：①ⅡB期和Ⅲ期术后患者，手术后发现切缘阳性；②肺上沟癌，术前分期为 T_3 或 T_4，$N_{0\sim1}$，术前须接受同步放化疗；③肺上沟癌，临床分期为 T_4，$N_{0\sim1}$，不可手术者，须接受同步放化疗；④Ⅲ期不可手术者；⑤术后纵隔淋巴结复发者；⑥上腔静脉综合征者等。

局限期小细胞肺癌患者首选治疗方案为同步放化疗，对于不可耐受的患者可选择序贯放化疗的治疗模式。

对于Ⅲ期不可手术切除的非小细胞肺癌患者，同步放化疗之后若病情没有进展，推荐进行度伐利尤单抗巩固治疗。

专家建议

> 对于适合进行同步放化疗的肺癌患者，如果有根治性治疗的可能且身体状况良好，推荐进行同步放化疗；若身体状况较差或由于其他原因不能耐受同步放化疗者，可以采用序贯化疗＋根治性放疗。

放疗的技术及特点

1 医生，请问放疗是一种怎样的治疗方法呢？

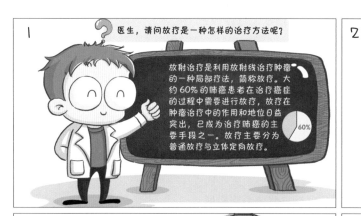

放射治疗是利用放射线治疗肿瘤的一种局部疗法，简称放疗。大约60%的肺癌患者在治疗癌症的过程中需要进行放疗，放疗在肿瘤治疗中的作用和地位日益突出，已成为治疗肺癌的主要手段之一。放疗主要分为普通放疗与立体定向放疗。

60%

2 医生，请问什么是"普通放疗"？

普通放疗是常用的传统放疗方式，照射范围包括肿瘤、附近转移灶，一般每天照射1次，每周照射5次，每次给予常规放疗剂量。普通放疗的优点是肿瘤及附近淋巴结区域都能被照射，费用相对便宜；缺点是病灶周围的正常组织可能会被照射，患者容易发生与放疗相关的不良反应。

3 医生，那立体定向放疗是一种怎样的技术呢？

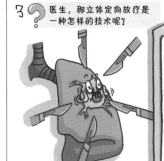

立体定向放疗包括我们常听说的γ刀和X刀。放射线通过多个不同的方向聚焦到肿瘤灶，在破坏肿瘤的同时能较好地保护周围的正常组织。经过立体定向放疗，使肿瘤组织消失，就像是被手术刀切除了一样，所以把这种技术形象地比喻成"刀"，而实际上γ刀或X刀并不是"刀"。立体定向放疗较普通放疗治疗周期短，并发症与后遗症少，且程度比较轻。

4 医生，应该如何选择放疗技术呢，是不是越先进的技术疗效就越好？

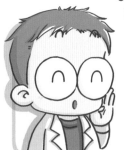

目前，有许多放疗技术可以供患者选择，包括γ刀、射波刀、TOMO、质子刀等，每一种放疗技术本身都有其适应证，不同的患者适用于不同的放疗技术，而不应该过度跟风追求最新的技术。患者及家属应当根据医生的建议选择价格合理且有针对性的放疗技术。

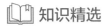 **知识精选**

　　放疗分为普通放疗和立体定向放疗。

　　普通放疗的优点是肿瘤及附近淋巴结区域都能被照射，费用相对低廉；缺点是周围正常组织可能受到累及，患者容易产生与放疗相关的不良反应。

　　立体定向放疗在破坏肿瘤的同时能够较好地保护周围的正常组织。

　　患者及家属应该根据医生的建议选择有效且价格合理的放疗技术。

 专家建议

　　最新的放疗技术未必适合每位患者，特别是许多新技术价格昂贵，未被纳入医保范畴，给患者增加了很多经济负担，而且新技术的疗效也未必比传统技术更好，患者及家属应该根据医生的建议选择有效且价格合理的放疗技术。

放疗是否可以与其他疗法一起使用

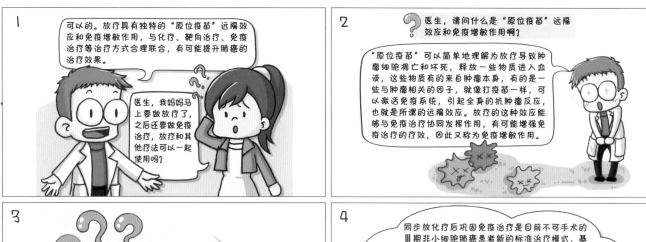

1

可以的。放疗具有独特的"原位疫苗"远隔效应和免疫增敏作用，与化疗、靶向治疗、免疫治疗等治疗方式合理联合，有可能提升肺癌的治疗效果。

医生，我妈妈马上要做放疗了，之后还要做免疫治疗，放疗和其他疗法可以一起使用吗？

2

医生，请问什么是"原位疫苗"远隔效应和免疫增敏作用啊？

"原位疫苗"可以简单地理解为放疗导致肿瘤细胞凋亡和坏死，释放一些物质进入血液，这些物质有的来自肿瘤本身，有的是一些与肿瘤相关的因子，就像打疫苗一样，可以激活免疫系统，引起全身的抗肿瘤反应，也就是所谓的远隔效应。放疗的这种效应能够与免疫治疗协同发挥作用，有可能增强免疫治疗的疗效，因此又称为免疫增敏作用。

3

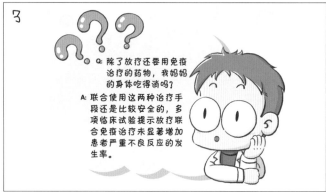

Q: 除了放疗还要用免疫治疗的药物，我妈妈的身体吃得消吗？

A: 联合使用这两种治疗手段还是比较安全的，多项临床试验提示放疗联合免疫治疗未显著增加患者严重不良反应的发生率。

4

同步放化疗后巩固免疫治疗是目前不可手术的Ⅲ期非小细胞肺癌患者新的标准治疗模式，基于目前Ⅲ期随机对照临床研究的循证医学证据，同步放化疗联合免疫治疗能够明显延长患者的生存时间。随着临床证据的增加，免疫治疗的时机将有望从Ⅲ期、Ⅳ期肺癌治疗逐渐推进到早期肺癌治疗。

谢谢！我要和我妈妈好好说说放疗联合免疫治疗的知识点，打消她的顾虑。

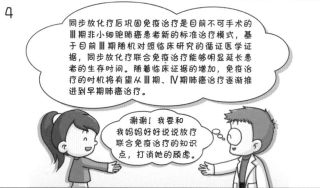

知识精选

　　放疗与化疗、靶向治疗或免疫治疗等治疗方式合理联合能显著提升肺癌的治疗效果。

　　放疗具有独特的"原位疫苗"远隔效应和免疫增敏作用。

　　相较于免疫治疗和放疗两者单独使用，多项临床试验提示放疗联合免疫治疗未显著增加严重不良反应的发生率，大部分不良反应是可控的。放疗联合免疫治疗可能增加肿瘤治愈的机会。

专家建议

　　目前针对肺癌放疗的研究方向，一个是提高放疗联合免疫治疗的疗效，减少不良反应的发生；另一个是I期肺癌使用立体定向放疗或联合免疫检查点抑制剂。相信联合治疗模式将会越来越成熟，给患者带来新的希望。

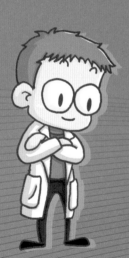

第五章

肺癌的化学治疗

什么叫化疗，化疗的常见药物有哪些

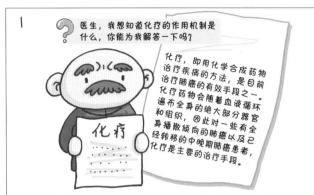

1

医生，我想知道化疗的作用机制是什么，你能为我解答一下吗？

化疗，即用化学合成药物治疗疾病的方法，是目前治疗肺癌的有效手段之一。化疗药物会随着血液循环遍布全身的绝大部分器官和组织，因此对一些有全身播散倾向的肺癌以及已经转移的中晚期肺癌患者，化疗是主要的治疗手段。

2

医生，你经常提到一线化疗、二线化疗与三线化疗，它们对于患者来说代表着什么呢？

对于无法接受手术的中晚期肺癌患者、术后复发患者、晚期肺癌转移或疾病进展的患者，接受的首次化疗称为一线化疗；二线化疗是指一线化疗方案已不能有效控制肿瘤，出现疾病进展，需要更换化疗药物，这时采用的化疗方案称为二线化疗；二线化疗方案如果没有效果，患者可以在医生的指导下选择三线化疗方案。

3

医生，我想知道化疗对晚期非小细胞肺癌的治疗效果。

25% ~ 40%

含铂类双药组成的第三代化疗方案，如长春瑞滨+顺铂、培美曲塞+顺铂等，是目前晚期非小细胞肺癌常用的一线化疗方案，有效率为 25% ~ 40%。

4

医生，肺癌的常用化疗方案有哪些，针对小细胞肺癌和非小细胞肺癌的化疗方案一样吗？

针对非小细胞肺癌，目前仍以含铂双药方案为标准的一线化疗方案，常用的化疗方案有铂类药物（顺铂或卡铂、奈达铂等）联合培美曲塞（PP方案）、铂类药物联合吉西他滨（GP方案）、铂类药物联合紫杉醇（TP方案）或联合多西他赛（DP方案）。相对其他类型的肺癌，小细胞肺癌预后较差，不适合进行手术治疗，但是对于化疗的敏感程度却高于其他类型肺癌，一线化疗方案的有效率能够达到60% ~ 80%。目前经典的化疗方案还是铂类药物联合依托泊苷，具体方案为顺铂、卡铂等铂类药物联合依托泊苷（EP方案）。

📖 知识精选

化疗是一种全身性治疗手段，分为一线化疗、二线化疗与三线化疗，还有术后辅助化疗、术前新辅助化疗以及预防肿瘤进展的维持化疗。

一线化疗方案主要是含有铂类药物的双药联合化疗方案，由铂类药物（顺铂或卡铂）加一种其他药物（如紫杉醇、吉西他滨、长春瑞滨、依托泊苷、培美曲塞）组成。

非小细胞肺癌常用的化疗方案有铂类药物（顺铂或卡铂、奈达铂等）联合培美曲塞（PP方案）、铂类药物联合吉西他滨（GP方案）、铂类药物联合紫杉醇（TP方案）或联合多西他赛（DP方案）。

小细胞肺癌经典化疗方案是铂类药物联合依托泊苷，具体方案为顺铂、卡铂等铂类药物联合依托泊苷（EP方案）。

 专家建议

化疗依旧是目前治疗肺癌的有效手段之一，依据肺癌的不同亚型以及不同分期，化疗在综合治疗中占据不同的地位，患者及家属在病情面前要相信医生，选择合适的治疗方案。

化疗是否可以与其他疗法一起使用

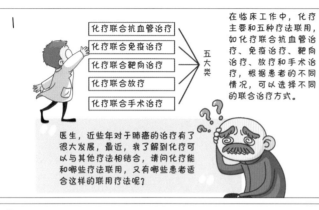

1

化疗联合抗血管治疗
化疗联合免疫治疗
化疗联合靶向治疗
化疗联合放疗
化疗联合手术治疗

→ 五大类

在临床工作中，化疗主要和五种疗法联用，如化疗联合抗血管治疗、免疫治疗、靶向治疗、放疗和手术治疗，根据患者的不同情况，可以选择不同的联合治疗方式。

医生，近些年对于肺癌的治疗有了很大发展，最近，我了解到化疗可以与其他疗法相结合，请问化疗能和哪些疗法联用，又有哪些患者适合这样的联用疗法呢？

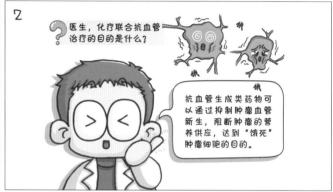

2

医生，化疗联合抗血管治疗的目的是什么？

抗血管生成类药物可以通过抑制肿瘤血管新生，阻断肿瘤的营养供应，达到"饿死"肿瘤细胞的目的。

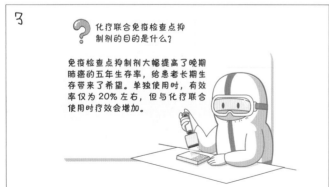

3

化疗联合免疫检查点抑制剂的目的是什么？

免疫检查点抑制剂大幅提高了晚期肺癌的五年生存率，给患者长期生存带来了希望。单独使用时，有效率仅为20%左右，但与化疗联合使用时疗效会增加。

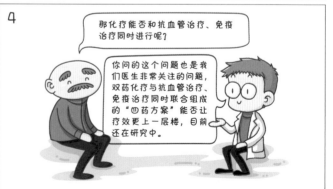

4

那化疗能否和抗血管治疗、免疫治疗同时进行呢？

你问的这个问题也是我们医生非常关注的问题，双药化疗与抗血管治疗、免疫治疗同时联合组成的"四药方案"能否让疗效更上一层楼，目前还在研究中。

📖 知识精选

　　化疗可以和其他疗法相结合，如化疗联合抗血管治疗、免疫治疗、靶向治疗、放疗和手术治疗，这些疗法主要适用于晚期肺癌患者。

　　化疗联合抗血管治疗可以抑制肿瘤血管新生，阻断肿瘤的营养供应，达到"饿死"肿瘤细胞的目的。

　　免疫检查点抑制剂大幅提高了晚期肺癌的五年生存率，给患者长期生存带来了希望。单独使用时，有效率仅为 20% 左右，但与化疗联合使用时疗效会增加。

 专家建议

　　随着生命科学的飞速进步，肺癌的治疗已经逐渐从传统化疗时代过渡到靶向治疗、免疫治疗的精准治疗时代，化疗和其他疗法联合使用，利用不同疗法的不同作用机制，可以提高患者整体治疗效果。化疗和哪种疗法联合、如何联合，需要医生根据患者的肿瘤突变情况、病理分型等具体分析，制订合理的治疗方案。

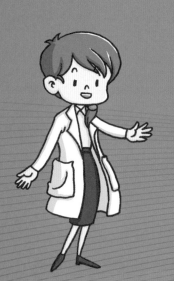

第六章

肺癌的靶向治疗

靶向治疗的作用机制

1 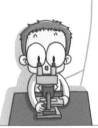 医生，网上说"没有基因检测结果就给患者制订靶向治疗方案，是不负责任的行为"，为什么这么说呢？

基因检测是制订靶向治疗方案的第一步，这一步至关重要，千万不能嫌麻烦、嫌花钱而省略掉。靶向治疗是精准治疗，可有针对性地打击携带某种基因突变的肿瘤细胞；靶向药物是针对不同的基因突变位点的药物，从而发挥精准杀灭肿瘤细胞的作用。基因检测的目的是明确患者是否存在基因突变，从而决定其是否能应用靶向药物进行治疗。医生会根据患者的基因检测结果决定是否进行靶向治疗以及选择哪种靶向药物，从而实现肿瘤治疗的精准化、个性化。

2 我在网上搜索"基因检测"，会看到许多公司的宣传，也有不少公司说自己检测技术的准确率能达到100%，这些话可以相信吗？

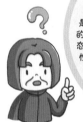

任何一种生物学检测方法准确率都不可能达到100%。目前国际、国内专家共识中推荐使用的基因检测手段都是经过大量实验数据验证和临床评估的，能够很好地检测出肿瘤的基因状态。虽然不同的基因检测方法其敏感性、特异性之间稍有差别，但总体而言只要是通过了国家认证的检测技术和检测公司，都是可以选择的。

3 我知道身体里有很多类型的基因，需要把它们全都检查一遍吗？

不是的。一般情况下，医生会根据指南推荐的循证医学证据结合患者的病情及经济情况综合评估需要检测的基因，几个到几百个甚至上千个基因的检测都是可以考虑选择的。某些较为特殊的肿瘤如肺癌，甚至强调全面、全程、动态地进行基因检测。

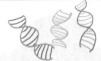 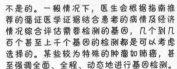 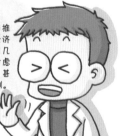

4

价格

0 数量

我明白了，基因检测的费用会根据检测的基因位点数量发生变化，不同的检测方法也会产生不同的费用，对吗？

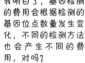 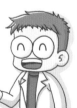

对，不同的基因检测方法，费用会有不同。其中，免疫组化检测相对便宜一些，需要几百元。其他的基因检测方法，如荧光原位杂交（FISH）、聚合酶链反应（PCR）和二代测序技术（NGS）则稍贵一些。不同的肿瘤需要检测的基因位点数量可能不同，检测的基因位点数量越多，价格相对就越高。

📖 知识精选

精准的基因检测是制订准确的靶向治疗方案的第一步。

肿瘤活检或手术切除的肿瘤组织或细胞样本、血液、恶性胸/腹腔积液及脑脊液等，均可进行肿瘤相关的基因检测。

医生会根据指南推荐的循证医学证据，结合患者的病情及经济情况综合决定基因检测的类型，某些较为特殊的肿瘤则强调全面、全程、动态地进行基因检测。

基因检测的费用会根据检测方法、检测的基因位点数量的不同而发生变化。

专家建议

医生会根据国内外指南推荐的循证医学证据，结合患者的病情及经济情况综合考虑，给出适合的基因检测类型以及数量建议，并根据基因检测的结果制订靶向治疗方案。只有精准的检测，才能指导后续的精准治疗，患者及家属一定不要因为怕麻烦而拒绝检测。

非小细胞肺癌的常见靶点和靶向药物

1

医生，请问非小细胞肺癌常见的靶点突变有哪些？

与传统化疗相比，靶向治疗凭借其低毒、高效的优势能显著提高晚期肺癌患者的疗效，同时也改变了很多患者及家庭的命运。通过高通量二代测序技术对肿瘤组织或血液进行检测，可一次性确定常见的、具有临床意义的靶点突变，如 EGFR、KRAS、HER2、BRAF V600E 突变、ALK 融合、ROS1 融合、MET 扩增、MET14 外显子跳跃突变，以及 RET 融合。组织标本采用免疫组化法检测 PD-L1 表达，除上述靶点外，其他类型的靶点突变情况一般较少。

2

医生，你能详细介绍下最常见的发生突变的靶点吗？

目前最常见的发生突变的靶点是 EGFR，EGFR 突变在中国肺腺癌患者中的发生率为 40% ~ 50%，目前可使用的药物比较多，患者潜在获益较大。最常见的 EGFR 突变为外显子 19 缺失变（19DEL）和外显子 21 点突变（21L858R），EGFR-TKI 类药物对此具有很好的疗效（80% 以上的有效率），患者不良反应较小，且该类药物已经纳入医保药品目录。

3

医生，对于初始用药的患者来说，有哪些 EGFR-TKI 类药物可供选择呢？

根据作用机制的不同，EGFR-TKI 类药物目前分为三代，第一代包括吉非替尼、厄洛替尼和埃克替尼；第二代包括阿法替尼和达可替尼；第三代包括奥希替尼、阿美替尼和优美替尼。

4

好的，我记下了，针对其他常见靶点，还有哪些靶向药物呢？

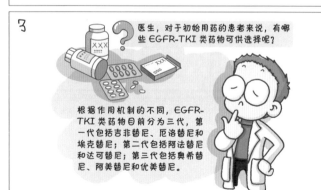

ALK 融合在中国肺腺癌患者中的发生率约为 5%，这类患者可以服用 ALK-TKI 类药物，如克唑替尼、阿来替尼、塞瑞替尼。ROS1 融合患者可以使用克唑替尼、恩曲替尼。MET14 外显子跳跃突变在非小细胞肺癌患者中的发生率为 1% ~ 3%，可以使用赛沃替尼。具有其他靶点突变的患者较少，在靶向药物的选择方面可以咨询医生。

知识精选

肺癌常见靶点突变包括 *EGFR*、*KRAS*、*HER2*、*BRAF V600E* 突变以及 *ALK* 融合、*ROS1* 融合、*MET* 扩增、*MET14* 外显子跳跃突变和 *RET* 融合。

EGFR 突变在中国肺腺癌患者中的发生率为 40%～50%，对于初始用药的患者来说，EGFR-TKI 类药物目前分为三代，第一代包括吉非替尼、厄洛替尼和埃克替尼；第二代包括阿法替尼和达可替尼；第三代包括奥希替尼、阿美替尼和优美替尼。

ALK 融合在中国肺腺癌患者中的发生率约为 5%，ALK-TKI 类药物目前也分为三代，第一代为克唑替尼；第二代为塞瑞替尼、阿来替尼和布加替尼；第三代为劳拉替尼。

MET14 外显子跳跃突变在非小细胞肺癌患者中的发生率为 1%～3%，目前唯一在中国获批上市的 MET-TKI 类药物是赛沃替尼。

针对其他罕见靶点突变的靶向药物也在加速研究中。

专家建议

肺癌患者及家属不要轻易放弃，在经济条件允许的情况下，患者应尽可能全面、动态地进行基因检测，寻找突变靶点，并接受相应的靶向治疗或其他治疗，以期获得长期生存。

肺癌能否接受靶向治疗

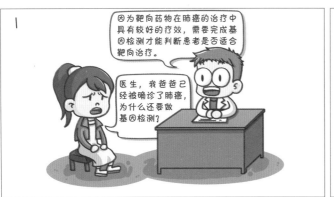

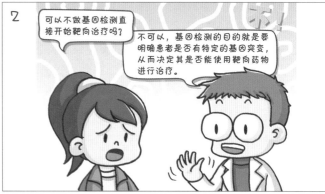

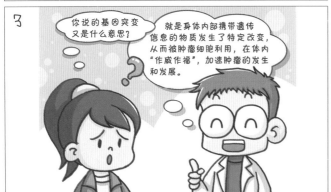

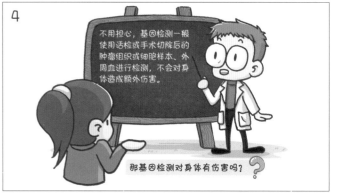

📖 知识精选

基因检测是制订非小细胞肺癌患者治疗方案的第一步，这一步非常重要，不能忽视，更不能嫌麻烦或因为疏忽而省略掉。检测结果阳性提示患者能够从相应的靶向治疗中获得较大益处，因此适合靶向治疗；相反，检测结果阴性提示患者一般不能从靶向治疗中获得更多益处，因此不建议这类患者使用靶向治疗。

传统化疗药物对人体的正常细胞和肿瘤细胞都有杀伤作用，而靶向治疗是使用针对基因突变研发的精准治疗药物，也就是有针对性地打击携带某种基因突变的肿瘤细胞，对于没有携带基因突变的组织细胞不具有杀伤作用，从而发挥了特异性抑制肿瘤细胞生长和侵袭的作用，减少了不良反应的发生。

基因检测是利用患者的组织或体液标本经过分子病理学检验来判断肿瘤是否有基因突变，虽然不同的基因检测方法敏感性、特异性、价格之间稍有差别，但总体而言只要是通过了国家官方认证的检测技术及机构，都是可以信赖的。

 专家建议

医生会在启动靶向治疗前对通过活检或手术等方法获取的肿瘤组织、细胞样本等进行肺癌相关突变基因检测，这些操作对患者没有额外伤害。目前国内外权威诊疗指南推荐的关于肺癌的基因检测包括 *EGFR*、*ALK*、*HER2*、*ROS1*、*BRAF*、*MET*、*RET*、*KRAS* 等，其中 *EGFR* 突变在亚裔人群中最为常见。只有携带特定突变基因的患者才适合接受靶向治疗。

靶向治疗的优势

1

 医生，你为我制订了靶向治疗方案，我想咨询一下，靶向治疗和化疗有什么不同呀？

化疗是利用不同的细胞对于药物敏感性的不同进行的，增殖旺盛的细胞和幼稚细胞对化疗的敏感性更高，因此化疗对增殖较快的肿瘤细胞和身体其他的增殖较快的正常细胞都具有较强的杀伤力。我们以打仗来比喻肿瘤治疗，化疗相当于采用大炮对人体肿瘤细胞进行轰炸，在杀灭肿瘤细胞的同时会损伤正常细胞；靶向治疗就像精准定向的导弹一样，瞄准了变异的肿瘤细胞，起到一举歼灭肿瘤细胞的作用，对正常细胞损伤较小。

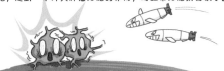

2

也就是说，化疗在杀灭肿瘤细胞的同时会损伤正常细胞，是吗？

不良反应

是的，所以化疗的不良反应会更大一些。

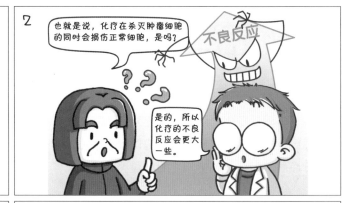

3

靶向药物可以识别变异的肿瘤细胞，具有对肿瘤细胞针对性强 + 不良反应小的优点，使得肺癌有可能成为慢性病，使患者的生存期延长、生活质量大幅提高。

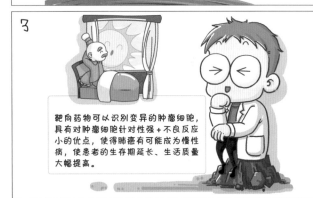

4

请问靶向治疗是如何起作用的呢？

靶向治疗是瞄准了肿瘤失控的基因，针对这类突变的基因，科学家们分别研制出不同的靶向药物。靶向药物会杀灭携带突变基因的肿瘤细胞，从而抑制肿瘤的发生、发展，延长患者的生存期并提高患者的生活质量。靶向治疗的前提是鉴别肿瘤是否携带特异的突变基因。

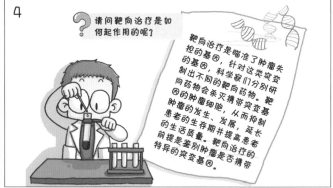

📖 知识精选

靶向治疗是通过特定的药物，针对有靶点的肿瘤细胞，发挥抑制肿瘤细胞增殖的作用。

靶向药物目前有许多种，包括针对 *EGFR*、*ALK*、*ROS-1*、*C-MET*、*BRAF V600E*、*KRAS*、*RET* 等的靶向药物。

靶向治疗针对携带相应突变基因的细胞，未携带特异的突变基因则不能盲目使用靶向药物。

 专家建议

肿瘤的发生、发展是多靶点、多通道形成的，靶向治疗一定要选择合适的"靶"才有疗效，所以在进行靶向治疗前一定要完善基因检测，医生会根据患者的基因检测结果选择有效的靶向治疗。目前靶向治疗与化疗相比存在以下优势：①靶点特异、不良反应轻；②治疗方法简便易行，大多数靶向药物可口服给药；③对有靶点的患者有效率较化疗高。

靶向治疗耐药怎么办

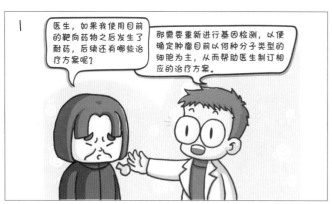

1　医生，如果我使用目前的靶向药物之后发生了耐药，后续还有哪些治疗方案呢？

那需要重新进行基因检测，以便确定肿瘤目前以何种分子类型的细胞为主，从而帮助医生制订相应的治疗方案。

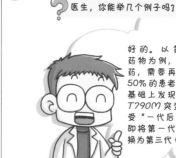

2　医生，你能举几个例子吗？

好的。以第一代 EGFR-TKI 类药物为例，一旦患者发生临床耐药，需要再次进行肿瘤活检，约50% 的患者在原先敏感突变基因的基础上发现了 EGFR20 号外显子 T790M 突变，这部分患者可以接受"一代后续三代"的治疗方式，即将第一代 EGFR-TKI 类药物更换为第三代 EGFR-TKI 类药物。

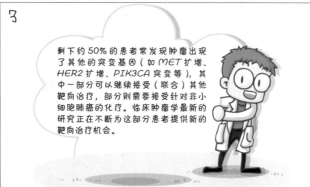

3　剩下约 50% 的患者常发现肿瘤出现了其他的突变基因（如 MET 扩增、HER2 扩增、PIK3CA 突变等），其中一部分可以继续接受（联合）其他靶向治疗，部分则需要接受针对非小细胞肺癌的化疗。临床肿瘤学最新的研究正在不断为这部分患者提供新的靶向治疗机会。

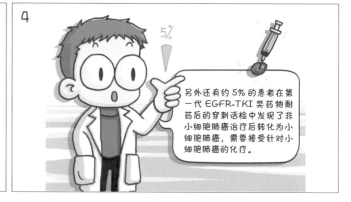

4　另外还有约 5% 的患者在第一代 EGFR-TKI 类药物耐药后的穿刺活检中发现了非小细胞肺癌治疗后转化为小细胞肺癌，需要接受针对小细胞肺癌的化疗。

📖 知识精选

患者使用靶向药物 8~19 个月后大部分会出现耐药，需要再次进行基因检测以判断发生耐药的机制，根据耐药机制再次选择相应的治疗方案。

目前第一代和第二代 EGFR-TKI 类药物耐药机制以 T790M 继发突变为主，可以采用第三代 EGFR-TKI 类药物进行后续治疗；第三代 EGFR-TKI 类药物耐药以 C797S 突变以及 MET 扩增为主，后续治疗方案正在研究中。

针对其他罕见突变，最新的研究正在进行，将为这部分患者提供新的靶向治疗机会。

专家建议

靶向治疗耐药是不可避免的，大多在治疗 8~19 个月后出现，解决耐药问题对于科学家们来说依然充满挑战。目前第一代和第二代 EGFR-TKI 类药物的耐药机制中最常见的 T790M 突变已有第三代 EGFR-TKI 类药物可以应对；对于一线使用第三代 EGFR-TKI 类药物的患者，耐药机制通常较为复杂，目前陆续出现了针对第三代 EGFR-TKI 类药物耐药的相关靶向药物，患者应怀着坚定的信心与癌共生，迎接后续的治疗方案。

什么是辅助靶向治疗

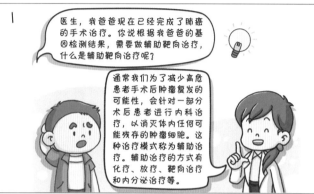

1

医生，我爸爸现在已经完成了肺癌的手术治疗。你说根据我爸爸的基因检测结果，需要做辅助靶向治疗，什么是辅助靶向治疗呢？

通常我们为了减少高危患者手术后肿瘤复发的可能性，会针对一部分术后患者进行内科治疗，以消灭体内任何可能残存的肿瘤细胞。这种治疗模式称为辅助治疗。辅助治疗的方式有化疗、放疗、靶向治疗和内分泌治疗等。

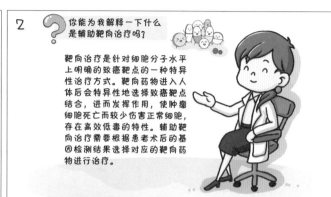

2

你能为我解释一下什么是辅助靶向治疗吗？

靶向治疗是针对细胞分子水平上明确的致癌靶点的一种特异性治疗方式。靶向药物进入人体后会特异性地选择致癌靶点结合，进而发挥作用，使肿瘤细胞死亡而较少伤害正常细胞，存在高效低毒的特性。辅助靶向治疗需要根据患者术后的基因检测结果选择对应的靶向药物进行治疗。

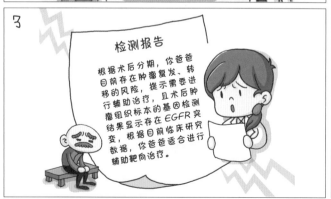

3

检测报告

根据术后分期，你爸爸目前存在肿瘤复发、转移的风险，提示需要进行辅助治疗，且术后肿瘤组织标本的基因检测结果显示存在 EGFR 突变，根据目前临床研究数据，你爸爸适合进行辅助靶向治疗。

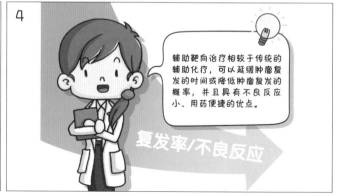

4

辅助靶向治疗相较于传统的辅助化疗，可以延缓肿瘤复发的时间或降低肿瘤复发的概率，并且具有不良反应小、用药便捷的优点。

复发率/不良反应

知识精选

　　恶性肿瘤在手术治疗后可能存在微残留病灶而导致病情复发，目前手术技术不能保证将这部分病灶完全清除，在术后进行内科辅助治疗是为了降低手术后部分高危患者肿瘤复发的可能性。

　　辅助靶向治疗是根据患者的基因检测结果选择相应的靶向药物进行手术后的辅助治疗，目前已纳入指南的辅助靶向药物为 EGFR-TKI 类药物。

　　辅助靶向治疗可以延缓患者肿瘤复发时间或降低肿瘤复发概率，并且有不良反应小、用药便捷的优点。

 专家建议

　　随着靶向治疗在晚期肺癌患者中的应用及其确切的疗效，近年来的研究也证实了辅助靶向治疗对比辅助化疗在控制肿瘤复发方面有着显著的优势。医生在患者术后将根据患者的分期、基因检测结果以及现有的循证医学证据来选择相应的靶向药物进行辅助靶向治疗。

早期肺癌使用靶向治疗效果更好吗

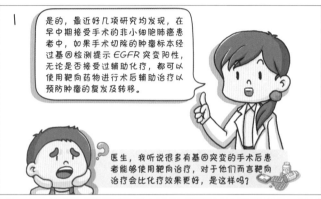

1

是的，最近好几项研究均发现，在早中期接受手术的非小细胞肺癌患者中，如果手术切除的肿瘤标本经过基因检测提示 EGFR 突变阳性，无论是否接受过辅助化疗，都可以使用靶向药物进行术后辅助治疗以预防肿瘤的复发及转移。

医生，我听说很多有基因突变的手术后患者能够使用靶向治疗，对于他们而言靶向治疗会比化疗效果更好，是这样吗？

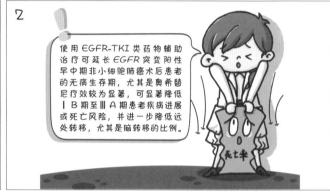

2

使用 EGFR-TKI 类药物辅助治疗可延长 EGFR 突变阳性早中期非小细胞肺癌术后患者的无病生存期，尤其是奥希替尼疗效较为显著，可显著降低 I B 期至Ⅲ A 期患者疾病进展或死亡风险，并进一步降低远处转移，尤其是脑转移的比例。

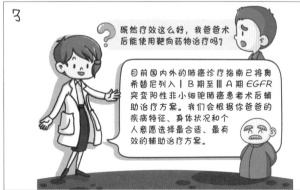

3

既然疗效这么好，我爸爸术后能使用靶向药物治疗吗？

目前国内外的肺癌诊疗指南已将奥希替尼列入 I B 期至Ⅲ A 期 EGFR 突变阳性非小细胞肺癌患者术后辅助治疗方案。我们会根据你爸爸的疾病特征、身体状况和个人意愿选择最合适、最有效的辅助治疗方案。

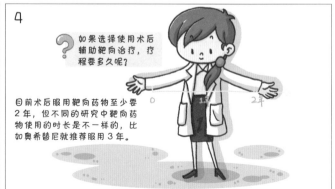

4

如果选择使用术后辅助靶向治疗，疗程要多久呢？

目前术后服用靶向药物至少要 2 年，但不同的研究中靶向药物使用的时长是不一样的，比如奥希替尼就推荐服用 3 年。

知识精选

　　早中期（ⅠB期至ⅢA期）完全切除的非小细胞肺癌术后患者，如果手术切除的肿瘤标本经过基因检测提示有 *EGFR* 突变，无论是否接受过辅助化疗，都可以使用靶向药物辅助治疗以预防肿瘤的复发及转移。

　　使用 EGFR-TKI 类药物术后辅助治疗可延长 *EGFR* 突变阳性早中期非小细胞肺癌术后患者的无病生存期，尤其是奥希替尼疗效较为显著。

　　目前国内外的肺癌诊疗指南已将奥希替尼列入ⅠB期至ⅢA期 *EGFR* 突变阳性非小细胞肺癌患者术后辅助治疗方案。

专家建议

　　目前术后辅助靶向治疗已经成为 *EGFR* 突变阳性早中期（ⅠB期至ⅢA期）非小细胞肺癌术后患者的标准治疗方案。但术后辅助靶向治疗需要根据患者术后标本的基因检测结果、疾病特征、身体状况和个人意愿进行选择。术后辅助靶向治疗最少需要服用 2 年靶向药物，但靶向药物的不良反应一般比较轻，且可防可控，大部分不良反应无须特殊处理，不会对术后患者的生活质量造成显著影响。

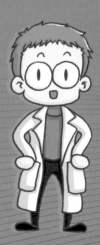

第七章

肺癌的抗血管生成治疗

什么是抗血管生成药物

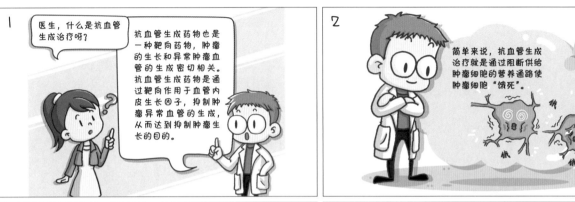

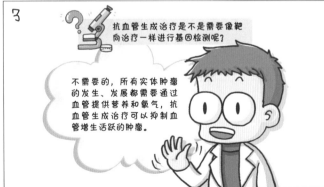

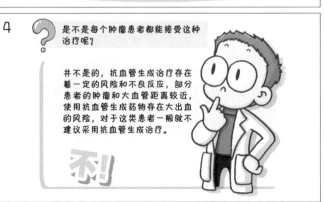

知识精选

肿瘤的生长极度耗氧，因此诱导产生大量异常血管来维持肿瘤生长。抗血管生成药物作为一种靶向药物，可通过靶向结合血管内皮生长因子（VEGF），抑制肿瘤异常血管的生成，从而达到抑制肿瘤生长的目的。

使用抗血管生成药物不需要进行基因检测；抗血管生成治疗存在着一定的风险和不良反应，部分患者的肿瘤和大血管距离较近，使用抗血管生成药物存在大出血的风险。

目前我国已有三种抗血管生成药物获得批准用于晚期非小细胞肺癌患者的治疗，且这三种药物均已进入国家医保目录。

专家建议

抗血管生成治疗作为靶向血管内皮生长因子的治疗方案，可以提高靶向治疗或者化疗的疗效，但并不是所有患者都适合使用抗血管生成治疗，对于这些新的治疗方式，患者需要充分了解后根据医生的建议进行选择。

如何使用抗血管生成治疗

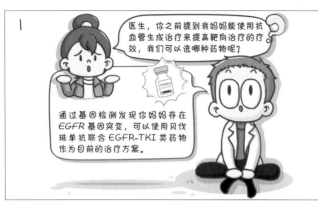

1

医生，你之前提到我妈妈能使用抗血管生成治疗来提高靶向治疗的疗效，我们可以选择哪种药物呢？

通过基因检测发现你妈妈存在 EGFR 基因突变，可以使用贝伐珠单抗联合 EGFR-TKI 类药物作为目前的治疗方案。

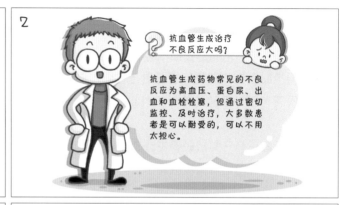

2

抗血管生成治疗不良反应大吗？

抗血管生成药物常见的不良反应为高血压、蛋白尿、出血和血栓栓塞，但通过密切监控、及时治疗，大多数患者是可以耐受的，可以不用太担心。

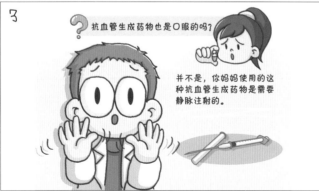

3

抗血管生成药物也是口服的吗？

并不是，你妈妈使用的这种抗血管生成药物是需要静脉注射的。

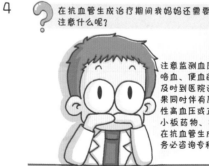

4

在抗血管生成治疗期间我妈妈还需要注意什么呢？

注意监测血压，如果出现咯血、便血的情况一定要及时到医院进行检查。如果同时伴有原发性／继发性高血压或正在服用抗血小板药物、抗凝血药等，在抗血管生成药物治疗前务必咨询专科医生。

肺癌中抗血管生成药物使用策略有四种：①单药使用，通常在后线治疗中使用，如安罗替尼；②与化疗药物联合使用；③与针对肿瘤驱动基因阳性的靶向药物联合使用；④与免疫疗法联合使用。

抗血管生成药物在阻断肿瘤血管生成的过程中会抑制部分正常血管的生成，使正常器官的血管生成受到抑制，如消化道黏膜、气管黏膜等部位。因此不推荐有出血倾向的患者使用抗血管生成药物。

贝伐珠单抗相关不良反应主要包括高血压、蛋白尿、伤口愈合缓慢或者消化道出血等；安罗替尼相关不良反应主要包括高血压、手足皮肤反应、甲状腺功能异常和蛋白尿等。

 专家建议

使用抗血管生成药物的患者需要定时前往医院复查，及时进行安全性评估，及时对症处理不良反应。患者对于贝伐珠单抗的治疗通常耐受良好。一项Ⅳ期开放性无对照组研究中，≥3级不良事件，包括血栓栓塞、高血压、出血、蛋白尿和肺出血，其中57例患者（3%）发生了治疗相关死亡。虽然该研究排除了已知发生脑转移的患者，但研究期间有281例患者诊断为脑转移，其中有5例（2%）存在中枢神经系统出血。后续针对脑转移经治患者和充分抗凝治疗患者的数据表明，使用贝伐珠单抗是安全的，不过老年患者的严重毒性风险可能增加。

第八章

肺癌的免疫治疗

什么是免疫治疗

1

要了解免疫治疗，首先要了解免疫系统。肿瘤初期，人体的免疫系统是能够识别和清除大部分肿瘤细胞的。但是随着肿瘤的发展，肿瘤细胞会利用各种方式躲避免疫系统的杀伤，也就是"免疫逃逸"。逃逸之后肿瘤就开始迅速增长，免疫治疗的目的就是要重新调动免疫系统的力量，让它恢复识别和杀伤肿瘤细胞的能力。

医生，这是我爸爸的基因检测报告，报告上说可以尝试免疫治疗，我爸爸很感兴趣，你能帮忙解答一下什么是免疫治疗吗？

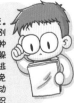

2

医生，用于肺癌的免疫治疗药物具体有哪些呢？

目前最有代表性的免疫治疗药物是免疫检查点抑制剂。截至目前，国内外批准用于肺癌治疗的免疫检查点抑制剂主要包括以 PD-1 为靶点的纳武利尤单抗和帕博利珠单抗；以 PD-L1 为靶点的阿特珠单抗和度伐利尤单抗。PD-1 或 PD-L1 联合化疗目前已广泛用于非小细胞肺癌患者（无驱动基因阳性）的一线治疗。对于广泛期小细胞肺癌患者，以往仅有化疗作为唯一标准治疗方式，近年来 PD-L1 的获批进一步延长了小细胞肺癌患者的生存期。多种国产免疫检查点抑制剂的出现极大地帮助了广大肺癌患者。

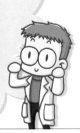

3

医生，既然免疫治疗是创新的肿瘤治疗方法，疗效又好，适用靶向药物的患者应该换用免疫检查点抑制剂吗？

当然不！肿瘤治疗讲求个体化精准治疗，患同一癌种但分期、分型、分子指标不同的患者对应着不同的治疗方案。以晚期非小细胞肺癌为例，患者进行基因检测后，驱动基因突变阳性的患者优先使用靶向治疗；无基因突变的患者，若 PD-L1 高表达（≥ 50%），可单独使用免疫检查点抑制剂帕博利珠单抗，PD-L1 低表达或不表达，可选择免疫检查点抑制剂联合化疗的治疗方案。

4

好的，谢谢医生的指导。我赶紧回去告诉我爸爸这些要点。

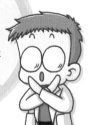
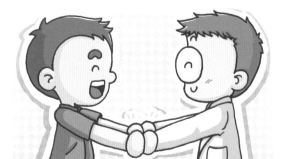

知识精选

　　临床上公认有效的肺癌免疫治疗药物，主要是指免疫检查点抑制剂（ICIs），包括 PD-1、PD-L1 和 CTLA-4 三种类型。

　　PD-1 或 PD-L1 联合化疗目前已经成为非小细胞肺癌患者（无驱动基因阳性）的一线治疗方案。这些免疫治疗方法已切实帮助到了广大肺癌患者。

　　对于广泛期小细胞肺癌患者，PD-L1 联合化疗目前已成为标准治疗方案。

专家建议

　　肿瘤治疗讲求个体化精准治疗，患同一癌种但分期、分型、分子指标不同的患者对应着不同的治疗方案。

如何判断是否适合免疫治疗

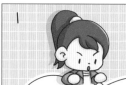

1

医生，我想请教下，最近我朋友提到免疫治疗是一种新的癌症治疗方式，这究竟是一种什么治疗呢？

看来你做了很多功课，了解的还真不少！免疫治疗的确是近年来新出现的癌症治疗方法。临床上常用的免疫治疗主要是指免疫检查点抑制剂，包括CTLA-4抑制剂、PD-1抑制剂和PD-L1抑制剂等，的确在很大程度上改善了部分患者的病情。

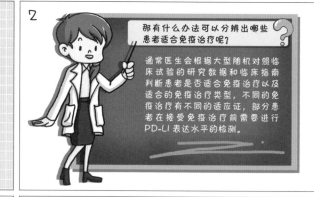

2

那有什么办法可以分辨出哪些患者适合免疫治疗呢？

通常医生会根据大型随机对照临床试验的研究数据和临床指南判断患者是否适合免疫治疗以及适合的免疫治疗类型，不同的免疫治疗有不同的适应证，部分患者在接受免疫治疗前需要进行PD-L1表达水平的检测。

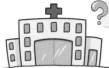

3

那你说的PD-L1表达水平是什么检查，怎样做呢？

一般需要通过手术或活检获取患者病变部位的组织，然后在大型医院或第三方检测机构通过免疫组化分析对病变组织的切片进行染色和标记，这样就能知道PD-L1的表达水平了。临床上还有其他免疫治疗标志物可以预测免疫治疗的疗效。

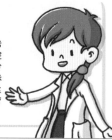

4

原来是这样，谢谢医生！我听别人说肺癌还需要做基因检测，针对的就是你说的"其他免疫治疗标志物"吗？

是的，临床上我们还可以看看肿瘤突变负荷（TMB）这个指标。肿瘤突变负荷通俗地讲就是肿瘤细胞的基因变异程度。一般来说，肿瘤突变负荷高，肿瘤产生的新抗原越多，使用免疫治疗所产生的抗肿瘤效果就越好。肿瘤突变负荷可到大型医院或第三方检测机构进行检测。但是，无论肿瘤突变负荷还是PD-L1，都不能直接作为免疫治疗的判断标准，我们还是需要根据药物的适应证进行进一步的选择。

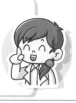

📖 知识精选

　　免疫治疗是一种新型的肺癌治疗方式。

　　PD-LI 的表达水平可提示免疫单药治疗是否具有潜在获益。一般来说，PD-LI 表达越高，免疫治疗越有效。需要到大型医院或第三方检测机构进行 PD-LI 表达水平的检测。

　　肿瘤突变负荷（TMB）是提示免疫治疗是否有效的重要指标，对于制订后续治疗方案具有一定的指导意义。

 专家建议

　　　通过免疫组化分析对不同标志性蛋白以及 PD-LI 表达水平进行检测，有可能预测患者接受免疫治疗的疗效。不同病理类型、分子分型的患者的治疗措施及预后存在很大差异，因此有必要在初始治疗前或更换治疗时检测肺癌的基因变化情况。免疫治疗药物众多，需要根据药物的适应证进行选择。

免疫治疗的优势

1 医生，听你讲了这么多关于肿瘤的治疗方案，免疫治疗作为如今最为新颖和受人关注的治疗方法，具体有什么样的优势呢？

嗯，这个问题问得非常好。相比于传统的疗法，免疫治疗最突出的优势在于持久应答和长期生存，一旦免疫治疗起效，患者的生存期可能会很长。

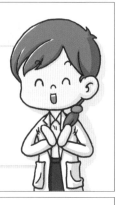

2 相比传统化疗，免疫治疗的安全性如何？

免疫治疗的不良反应主要与免疫系统的异常激活相关，多数患者的不良反应症状较轻，在免疫治疗开始后的数周至数月内出现，出现不良反应的常见部位包括皮肤、内分泌系统、胃肠道、肺、肝等，患者可以出现咳嗽、疲劳、皮疹、腹泻、腹痛等症状，其他少见不良反应则可见于神经、血液、心血管、肾脏和眼睛等系统及器官。随着临床实践经验的积累，对于免疫治疗引起的不良反应，我们能够进行及时的干预和管理。

3 免疫治疗有需要格外注意的事项吗？

免疫治疗的疗效突出，有一定比例的患者能够获益，实现长期生存，但人群比例目前还不令人满意，临床上需要找到更为精确的标志物，以筛选出这部分获益人群。单药免疫治疗往往疗效偏低，免疫联合治疗可以提高疗效，这已经在临床上得到了广泛证实，只是免疫联合治疗的最佳方式、剂量和时机等有待进一步的探索和优化。另外，少数患者在用药后可能出现严重的免疫治疗相关不良反应，如免疫性肺炎、免疫性心肌炎、免疫性神经毒性等，虽然比例较低，但是可能威胁到患者的生命安全。针对这种情况，临床上需要多学科综合诊治，并不断探索更为安全可控的处理方案。

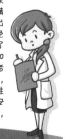

4

非常感谢医生的耐心解答，再次感谢你的帮助。

感谢

📖 知识精选

相比于传统的疗法，免疫治疗对有效人群的治疗效果非常持久，部分患者可实现 5 年以上的长期生存。

免疫治疗相关不良反应的常见部位包括皮肤、内分泌系统、胃肠道、肺、肝等。随着临床实践经验的积累，我们能够对免疫治疗相关不良反应进行及时干预和管理。

少数患者用药后可能出现严重的免疫治疗相关不良反应，临床上需要多学科综合诊治，并不断探索更为安全可控的处理方案。

专家建议

为了提高免疫治疗的疗效、妥善处理免疫治疗相关不良反应，建议患者到有经验的肿瘤医院或肿瘤专科进行免疫治疗。同时，患者与家属要加强对免疫治疗相关不良反应的识别，更好地配合医生，使免疫治疗的获益最大化。

不可手术的Ⅲ期非小细胞肺癌患者应该如何治疗

1

Q: 医生，我的一位好朋友被诊断为不可手术的Ⅲ期非小细胞肺癌，失去了手术根治的机会，我非常难过，也不知道该怎样帮助我的朋友。

A: 先不要着急，Ⅲ期非小细胞肺癌介于早期与晚期之间。若经胸外科专家和多学科联合会诊判断为无法进行手术根治，采用同步放化疗的5年生存率为15%～30%。

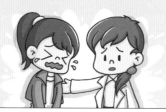

2

医生，有没有其他治疗方法可以帮助我这位朋友呢？

确实有最新研究成果可以提高不可手术的Ⅲ期非小细胞肺癌患者的生存获益。

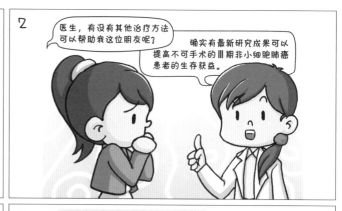

3

医生，你快说说。

免疫巩固疗法能够帮助你的朋友。最近，一项名为PACIFIC的Ⅲ期临床研究结果显示，不可手术的Ⅲ期非小细胞肺癌患者，在接受同步放化疗且确认疾病未进展的情况下接受PD-L1抑制剂巩固治疗1年，3年存活率达到57%，超过40%的患者可以生存5年以上。这项研究为这类患者提供了新的治疗规范，免疫巩固治疗为这些患者带来了更长的生存时间。

4

医生，放化疗和免疫治疗为何能搭配起来，能和我详细讲讲吗？

或许与两种治疗方式之间相互协同的抗癌作用有关。放化疗可导致一部分肿瘤细胞死亡，这一过程会促进肿瘤细胞释放一些肿瘤成分和标志物，人体的免疫系统根据这些信号能够提高对于肿瘤的识别和杀伤作用。此时，再用免疫治疗药物为被抑制的免疫系统"松绑"，可以大幅动员人体内的免疫细胞，因此放化疗与免疫治疗联合可以发挥强大的抗肿瘤效果。

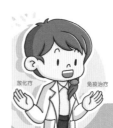

放化疗　　免疫治疗

知识精选

免疫巩固疗法可以显著提高不可手术的Ⅲ期非小细胞肺癌患者的治疗效果。

同步放化疗与免疫治疗具有协同作用，能够大幅提高抗肿瘤效果，为非小细胞肺癌患者带来更长的生存时间。

专家建议

对于不可手术的Ⅲ期非小细胞肺癌患者，在同步放化疗之后联合免疫巩固治疗，可以提高治疗效果。

什么是肿瘤免疫细胞治疗及肿瘤疫苗

1

医生，我听说肿瘤患者的免疫功能普遍存在异常，是这样吗？

医生，对于诸如"年纪大了、免疫力下降就容易得肺癌，因此需要增强免疫力"的说法，你怎么看？

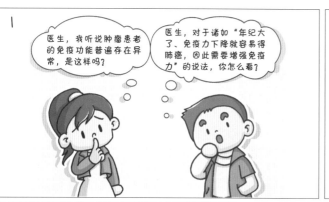

2

大家别急，先听我说。我们常说的免疫力主要是指身体抵抗病原微生物的能力，随着年龄增长，免疫功能会有所下降，但这并不是患癌的主要原因。导致人类患癌的因素有很多，但很难明确具体的致癌原因。此外，如何衡量人体对于肿瘤的抵抗力或者免疫力，目前临床上还缺乏特异性的检测指标。

3

我听说肿瘤患者可以使用免疫细胞治疗，那是什么呀？

简单来说，就是先体外获得具有抗肿瘤作用的免疫细胞，经过改良和扩增后，将免疫细胞回输给肿瘤患者，从而提高肿瘤患者体内抗肿瘤免疫细胞的水平，起到"增援部队"的作用。

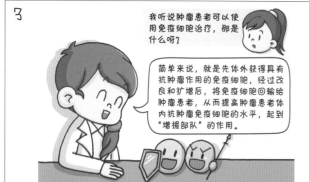

4

我听说国外有肿瘤疫苗治疗，那又是什么呀？

肿瘤疫苗以肿瘤细胞与正常细胞存在差异分子作为基础，诱导人体对这些分子产生免疫应答，从而达到抑制或消除肿瘤生长、复发或转移的目的。临床上，我们可以对肿瘤组织进行进一步检查，如基因检测，找到其中的差异分子。传统疫苗（如乙肝疫苗）是为了预防疾病，而肿瘤疫苗主要是用于治疗疾病，因此肿瘤疫苗研发难度更大，目前尚处于起步阶段，今后有望在临床上广泛使用。

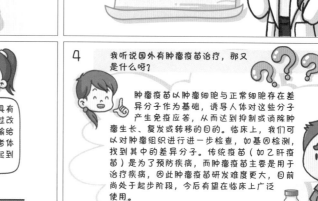

知识精选

　　肿瘤的发生、发展与免疫监视及免疫应答的削弱密切相关，也与肿瘤细胞的免疫逃逸和免疫抑制密切相关。

　　免疫治疗的本质是通过恢复或增强人体自身的免疫系统，去除肿瘤产生的免疫抑制因素，达到清除体内肿瘤细胞的效果。

　　免疫疗法主要分为四大类，包括过继免疫细胞疗法、免疫检查点抑制剂、非特异性免疫激活剂与肿瘤疫苗。免疫治疗是国际上肿瘤治疗的新技术、新方向，在我国肿瘤免疫细胞治疗、肿瘤疫苗等尚处于临床试验阶段。

 专家建议

　　肿瘤免疫细胞治疗及肿瘤疫苗是非常具有前景的新型治疗手段，全球范围内的医疗机构正在不断完善、推动临床研究，相信在不远的将来它们会成为新的肿瘤治疗手段。

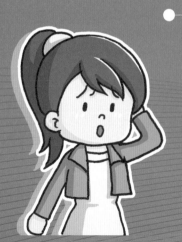

第九章

肺癌的缓和治疗

如何控制癌痛

1

Q: 医生，我的一位朋友最近饱受癌痛之苦，他整天无精打采，不想说话、不想吃饭，睡眠也很不好。我很想帮助他，请问癌痛应该怎样治疗，有没有好的办法可以帮帮我的这位朋友呢？

A: 通过你的描述，我初步判断他至少属于中度癌痛，但具体的疼痛程度还需医生当面评估后才能确定。

2

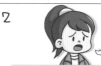

医生，中度癌痛是什么样的？

疼痛程度可通过数字评分法进行分级，分为 0 ~ 10 分，0 分是无痛，10 分是你所能想象的最剧烈的疼痛。1 ~ 3 分为轻度疼痛，患者的睡眠未受到疼痛的影响；4 ~ 6 分为中度疼痛，患者的睡眠受到疼痛的影响；7 ~ 10 分为重度疼痛，患者的睡眠受到疼痛的严重影响。你刚刚说你的朋友"睡眠也很不好"，我据此判断他的疼痛程度至少为中度。针对恶性肿瘤引起的癌痛，医生一般会对患者进行全程疼痛管理，也会根据癌痛程度选择相应的镇痛药和剂量。

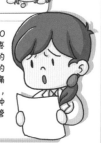

3

看样子要嘱咐他早点儿去医院就诊，不然这么拖下去，身体会被拖垮的。

没错！比如肺癌骨转移患者，因骨转移引发的疼痛，不仅干扰患者的睡眠、影响生活质量，还会引发心理问题。所以我们一般建议癌痛患者尽早就诊，接受"常规、量化、全面、动态"的规范化癌痛评估，并根据医生的专业建议使用镇痛药。再强调一下，服用镇痛药，一定要遵医嘱，以免造成不可挽回的后果。同时，不要随意分享自己的癌痛治疗药物给其他人，癌痛患者的疼痛原因、疼痛程度、药物敏感性均不相同，且镇痛药具有不同的不良反应，应在专业医生的指导下使用，随意分享往往会好心办坏事！

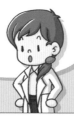

4

除了遵医嘱，按时、按剂量服用镇痛药外，可以用中医理疗的方式辅助缓解癌痛吗？

需要酌情而定。除镇痛药外，一些专业的中医理疗方式可以作为辅助治疗。不过，肺癌骨转移患者切忌随意按摩以免发生病理性骨折。建议癌痛患者经专业医生全面评估并征得医生的同意后再进行其他治疗。

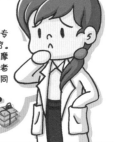

知识精选

癌痛数字评分法，将癌痛从轻度到重度划分为 0 ~ 10 分，0 分是无痛，10 分是你所能想象的最剧烈的疼痛。1 ~ 3 分为轻度疼痛，患者的睡眠未受到疼痛的影响；4 ~ 6 分为中度疼痛，患者的睡眠受到疼痛的影响；7 ~ 10 分为重度疼痛，患者的睡眠受到疼痛的严重影响。

癌痛患者应接受"常规、量化、全面、动态"的规范化癌痛评估，如为脑转移引发的剧烈头痛、骨转移引发的病理性骨折的疼痛、内脏转移引发的胃肠穿孔疼痛，以上为肿瘤急症，请尽快就医。

根据数字评分法对癌痛进行评估，1 ~ 3 分的轻度疼痛可口服非甾体抗炎药（如布洛芬、塞来昔布等），4 ~ 10 分的中重度疼痛则考虑使用阿片类药物（如盐酸羟考酮缓释片、硫酸吗啡缓释片等）。镇痛药的使用一般需遵循"口服优先、按时给药、剂量个体化"等原则。

癌痛治疗药物具有不良反应，请勿随意分享，应遵医嘱使用，及时复诊。

专家建议

晚期肿瘤患者如伴有癌痛，千万不要忍痛，请尽早告知医生你的疼痛部位、性质、加重或减轻的因素等。通过规范化癌痛评估和个体化癌痛治疗，80% 以上患者的癌痛可以得到很好的控制。

肿瘤患者的营养支持

1

医生，我最近听说肿瘤患者有很多东西不能吃，因为一些食物会加速肿瘤恶化，真的是这样吗？

实际上肿瘤细胞的生长与患者吃了多少并无关系，肿瘤细胞直到人死亡前都在抢夺正常细胞的养分，饥饿只会加速疾病的恶化。营养支持对肿瘤患者具有重要意义，严重的营养不良还会使患者进展为恶病质状态（晚期恶性肿瘤患者常见的营养不良相关表现之一）。有些谣言称"补充营养会促进肿瘤生长"，这是毫无根据的。营养不良的患者接受治疗的效果往往较差，反而有许多患者因营养状况良好、无恶病质状态而长期存活。

2

那是不是说肿瘤患者更应该保证饮食充足、营养全面呢？

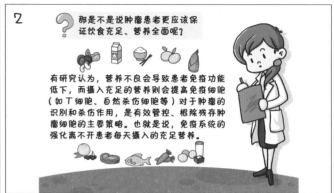

有研究认为，营养不良会导致患者免疫功能低下，而摄入充足的营养则会提高免疫细胞（如T细胞、自然杀伤细胞等）对于肿瘤的识别和杀伤作用，是有效管控、根除残存肿瘤细胞的主要策略。也就是说，免疫系统的强化离不开患者每天摄入的充足营养。

3

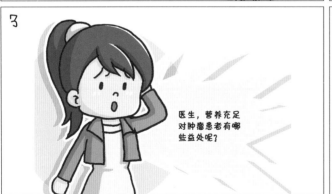

医生，营养充足对肿瘤患者有哪些益处呢？

4

营养的摄入取决于肿瘤患者自身的负担及消化能力。只有补充充足的营养，才能有体力接受治疗，同时有研究表明合理的营养支持可减少治疗过程中各种不良反应和并发症的发生，改善生活质量，延长生存期。

好的，谢谢医生。

📖 知识精选

营养支持对于肿瘤患者具有重要意义，营养状况与患者的存活率、病死率、并发症发生率、住院时间、生活质量等临床结局密切相关。改善患者的营养状况、进行合理的营养支持，有助于改善肿瘤患者的临床结局。

恶性肿瘤完全缓解患者的食物应多样化，多吃新鲜的蔬果和全谷物食品，摄入充足的鱼、禽、蛋、乳和豆类，减少红肉的摄入并限制加工肉类的摄入。

患者如存在早饱、纳差等症状，建议少食多餐，减少餐时液体摄入。注意餐间补充水分。

康复期患者可在专业人士的指导下选择适合自身特点的运动方式，并遵循循序渐进的原则。

 专家建议

所有的恶性肿瘤一经明确诊断，均建议患者进行营养筛查和评估，高龄（≥70岁）、分期为Ⅲ～Ⅳ期及消化道肿瘤患者发生营养不良的比例较高。

肿瘤患者应适当增加富含蛋白质的食物、蔬菜、水果和其他植物性食物以及富含矿物质和维生素食物的摄入，限制精制糖的摄入。患者应该做到均衡膳食，尤其应保证足够的能量和蛋白质摄入，以利于维持体重稳定。

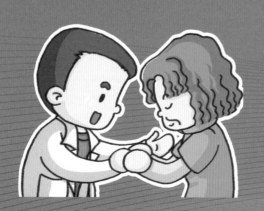

第十章

肺癌治疗中的不良反应

化疗的常见不良反应

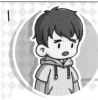

1 医生，我爸爸的治疗方案中包括化疗，我听说化疗方案相对较成熟，但还是会不可避免地出现一些不良反应，这是为什么呢？

化疗的常见不良反应有骨髓抑制、胃肠道反应、脱发、肝肾损伤等。接受化疗的患者最常见的不良反应是骨髓抑制，表现为白细胞、血小板等指标降低。我们都知道骨髓是人体的造血器官，当化疗药物对其功能产生抑制作用时，会使血液细胞释放到血中的量明显减少，进而导致患者发生骨髓抑制。

2 如果患者发生骨髓抑制，会引发哪些后果呢，骨髓抑制在化疗初期就会发生吗？

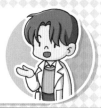 当白细胞（尤其是粒细胞）减少时，人体对细菌等病原体的抵抗力降低，严重时会导致一系列重度感染；血小板减少会造成人体易出血状态，严重时会导致内脏甚至颅内出血。骨髓抑制一般在化疗开始的两周内较明显（第10天左右达到高峰），之后逐渐恢复。另外，只有少部分患者会发生严重的骨髓抑制。

3 我明白了。那胃肠道反应、脱发是怎么回事？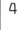

除了骨髓抑制，当属胃肠道反应最为常见，主要表现为厌食、恶心、呕吐、腹泻或者便秘等。近年来，药物研发进步很快，接受化疗的患者基本上不用再担心恶心、呕吐等胃肠道反应的发生；即使发生，也可以采取相应手段来减轻症状。关于脱发，目前一线化疗方案的用药或多或少会引起轻微脱发，只有部分药物会导致明显脱发（如紫杉醇、多柔比星），大部分患者并没有明显的脱发反应。另外，化疗所致的脱发是可逆的，停止化疗后患者会长出新的头发。

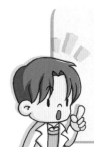

4

Q：非常感谢你的讲解，你之前提到过化疗还有其他不良反应，具体是指什么呢？

A：你的问题非常关键，其他不良反应包括铂类药物的神经毒性造成的手脚麻木以及多种化疗药物导致的口腔溃疡、咽炎、皮肤毒性等。总体来说，化疗药物是一种细胞毒性药物，会引起全身的毒性反应。

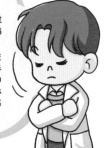

📖 知识精选

化疗常见不良反应有骨髓抑制、胃肠道反应、脱发、肝肾损伤等。

骨髓抑制表现为白细胞、血小板等指标降低，当白细胞（尤其是粒细胞）减少，严重时会导致一系列重度感染；血小板减少会造成人体易出血状态，严重时会导致内脏甚至颅内出血。

一线化疗方案中只有部分药物会导致明显脱发（如紫杉醇、多柔比星）；停止化疗后患者会长出新的头发。

患者在化疗周期中要大量饮水，这样有利于化疗药物的代谢；另外，还要严格按照医嘱监测肝、肾功能指标的变化。

 专家建议

在接受化疗前，患者及家属要充分了解化疗的价值以及不良反应，做好充分的心理准备。化疗不良反应的轻重因人而异，家属要适当给予患者鼓励、安慰。另外，临床上有很多辅助药物可以减轻化疗的不良反应，患者不用太焦虑，放宽心才有利于化疗的进行。

化疗常见不良反应的应对

1

医生，我将你上次讲解的化疗常见不良反应的机制转述给了我爸爸，他听后豁然开朗，这次我想向你咨询化疗常见不良反应的处理方法。

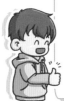

化疗使用的是细胞毒性药物，可导致多器官损伤，常见不良反应包括骨髓抑制、胃肠道反应、脱发、肝肾损伤等。先说骨髓抑制，当血象在正常值以上时，不需要药物干预，建议通过饮食来提高患者自身的免疫功能；当血象指标，如血红蛋白、中性粒细胞计数、血小板计数降低到正常水平以下时，建议服用"升白药"，或者皮下注射"升白针"、使用升血小板药物。如果患者骨髓抑制特别严重，达到4级，伴有发热、明显乏力或出血等情况，需要立即住院治疗。至于肝肾损伤，需要用护肝、护肾的药物治疗，严重的患者需要住院治疗。

2

我明白了，那要是出现胃肠道反应、肝肾损伤，该如何应对呢？

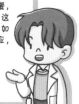

胃肠道反应包括厌食、恶心、呕吐、腹泻及便秘等，这些症状十分常见。患者需要清淡饮食、少食多餐，化疗前、化疗期间放松心情，保证充足的睡眠，这些都可以在很大程度上避免胃肠道反应的发生。如果患者在化疗期间发生了非常严重的胃肠道反应，建议在医生的指导下使用一些药物，如具有止吐、止泻、通便和改善食欲等作用的药物。肝肾损伤的应对方法主要是遵医嘱，严密监测肝、肾功能等指标，一旦有异常需要及时通知医生。

3

关于脱发的问题，我了解到许多患者在化疗前会咨询医生所用的化疗药物，如果该药物会引发明显的脱发反应，患者会提前把头发剪短，减少打理发型的次数；还有些女性患者会戴假发。医生，这样做对吗？

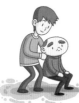

这些方法都可以很好地应对脱发引发的不利情况。患者要清楚，化疗导致的脱发是暂时的，当化疗结束后头发可以重新长出来。

4

如果出现手脚麻木、口腔溃疡该怎么办？

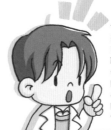

化疗药物有一定的神经毒性，有时会造成感觉过敏、手脚麻木，可使用营养神经的药物（如维生素 B_1、维生素 B_2、维生素 B_{12}）缓解症状。此外，也可以通过按摩、针灸等物理治疗方法改善症状。当出现口腔溃疡时，患者需要保持口腔清洁，每天定时使用专用漱液清洁口腔，严重时可寻求医生的帮助，使用药物治疗。

知识精选

　　每位患者化疗后骨髓抑制的程度不一样，治疗方法也不同，医生要结合患者的实际情况进行针对性治疗。患者出现胃肠道反应时，可通过清淡饮食、少食多餐等方式改善症状。另外，愉悦的心情及充足的睡眠可以避免胃肠道反应的发生。

　　如出现手脚麻木，患者可服用一些营养神经的药物，如维生素 B_1、维生素 B_2、维生素 B_{12}，也可通过按摩、针灸等方法来改善症状。如出现口腔溃疡，除了每天保持口腔清洁外，必要时还可以使用药物治疗。

 专家建议

　　患者要对化疗进行充分的心理准备，鼓励自己坚强，同时要做到膳食营养均衡，严格遵医嘱返院复查血常规及肝、肾功能等指标。

放疗的常见不良反应及应对

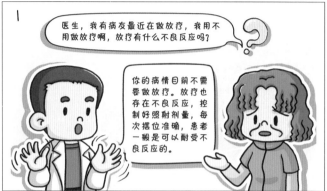

1

> 医生，我有病友最近在做放疗，我用不用做放疗啊，放疗有什么不良反应吗？

你的病情目前不需要做放疗。放疗也存在不良反应，控制好照射剂量，每次摆位准确，患者一般是可以耐受不良反应的。

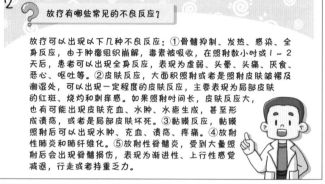

2

> 放疗有哪些常见的不良反应？

放疗可以出现以下几种不良反应：①骨髓抑制、发热、感染、全身反应，由于肿瘤组织崩解，毒素被吸收，在照射数小时或 1～2 天后，患者可以出现全身反应，表现为虚弱、头晕、头痛、厌食、恶心、呕吐等。②皮肤反应，大面积照射或者是照射皮肤皱褶及潮湿处，可以出现一定程度的皮肤反应，主要表现为局部皮肤的红斑、烧灼和刺痒感。如果照射时间长，皮肤反应大，也有可能出现皮肤充血、水肿、水疱生成，甚至形成溃疡，或者是局部皮肤坏死。③黏膜反应，黏膜照射后可以出现水肿、充血、溃疡、疼痛。④放射性肺炎和肺纤维化。⑤放射性脊髓炎，受到大量照射后会出现脊髓损伤，表现为渐进性、上行性感觉减退，行走或者持重乏力。

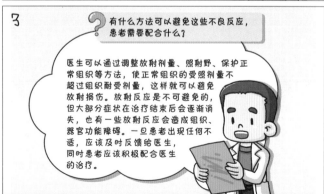

3

> 有什么方法可以避免这些不良反应，患者需要配合什么？

医生可以通过调整放射剂量、照射野、保护正常组织等方法，使正常组织的受照剂量不超过组织耐受剂量，这样就可以避免放射损伤。放射反应是不可避免的，但大部分症状在治疗结束后会逐渐消失，也有一些放射反应会造成组织、器官功能障碍。一旦患者出现任何不适，应该及时反馈给医生，同时患者应该积极配合医生的治疗。

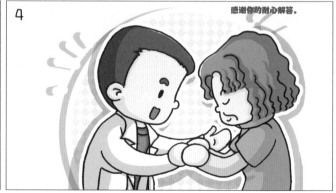

4

感谢你的耐心解答。

📖 知识精选

肺癌放疗常见的重要不良反应——放射性肺损伤：放射性肺炎多于放疗后1~3个月出现，轻者无症状或仅有刺激性干咳，严重者出现高热、胸痛和气急。放射性肺纤维化多出现于放疗后数月到数年，主要表现为呼吸困难。

肺癌放疗常见的重要不良反应——放射性食管损伤：食管的鳞状上皮对射线比较敏感，针对食管癌、肺癌、纵隔肿瘤的放疗均可使食管受到不同程度的照射，引起放射性食管炎，表现为吞咽疼痛、胸部疼痛、发热、呛咳等，后期因食管壁纤维化导致食管狭窄，进而出现吞咽困难。

 专家建议

放疗是肿瘤治疗的重要手段，不良反应多为轻度，经对症治疗或放疗结束后可逐渐缓解。患者正确认识放疗的不良反应可以避免不必要的恐慌，更好地配合医生，保证放疗的顺利进行。

靶向治疗的常见不良反应及应对

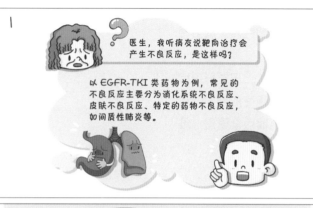

1

医生，我听病友说靶向治疗会产生不良反应，是这样吗？

以 EGFR-TKI 类药物为例，常见的不良反应主要分为消化系统不良反应、皮肤不良反应、特定的药物不良反应，如间质性肺炎等。

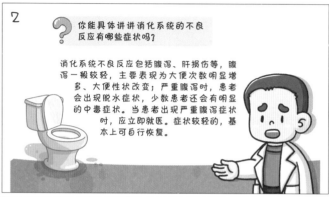

2

你能具体讲讲消化系统的不良反应有哪些症状吗？

消化系统不良反应包括腹泻、肝损伤等，腹泻一般较轻，主要表现为大便次数明显增多、大便性状改变；严重腹泻时，患者会出现脱水症状，少数患者还会有明显的中毒症状。当患者出现严重腹泻症状时，应立即就医。症状较轻的，基本上可自行恢复。

3

皮肤不良反应有哪些，患者又该如何处理呢？

EGFR-TKI 类药物导致的皮肤不良反应以皮疹/痤疮样皮疹和甲沟炎最为常见。皮疹多于用药后 1～2 周发生，常发生于皮脂腺丰富的部位，多伴有瘙痒和皮肤干燥。皮疹需在医生的指导下使用药物治疗。甲沟炎多出现在 EGFR-TKI 类药物初始治疗后的 4～8 周，可以在医生的指导下外用抗生素治疗。

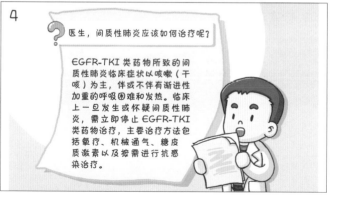

4

医生，间质性肺炎应该如何治疗呢？

EGFR-TKI 类药物所致的间质性肺炎临床症状以咳嗽（干咳）为主，伴或不伴有渐进性加重的呼吸困难和发热。临床上一旦发生或怀疑间质性肺炎，需立即停止 EGFR-TKI 类药物治疗，主要治疗方法包括氧疗、机械通气、糖皮质激素以及按需进行抗感染治疗。

📖 知识精选

当患者出现腹泻症状时，可遵医嘱使用止泻药；如症状严重，医生会考虑将靶向药物减量或停药，并使用相关止泻药进行治疗。

口腔黏膜炎一般出现在用药开始的第13～19天，口腔黏膜炎会引起疼痛、吞咽困难、味觉异常等症状。生活中患者应该多喝水，清淡饮食，少吃辛辣刺激性食物；使用医用漱口水也可预防口腔黏膜炎的发生；如有症状，可补充维生素 B_2。

药物性肝损伤通常无症状，部分患者会有乏力、食欲减退、厌油腻、肝区胀痛、上腹不适等症状。胆汁淤积明显的患者会出现全身皮肤黄染、大便颜色变浅、瘙痒等症状。患者在用药后需定期进行肝脏生化检测。

皮肤不良反应包括皮疹／痤疮样皮疹和甲沟炎，对于中重度皮疹，如有必要，医生会给患者口服四环素类药物或局部应用皮质激素类软膏；甲沟炎可外用抗生素，必要时可用强效糖皮质激素和抗生素、抗真菌药物进行治疗。以上药物的使用必须遵医嘱。

间质性肺炎常以咳嗽（干咳）为主，伴或不伴有渐进性加重的呼吸困难和发热，主要治疗方法包括氧疗、机械通气、糖皮质激素以及按需进行抗感染治疗，医生应该密切监测患者的病情变化，及时进行再评估、检查和治疗。

专家建议

对于应用靶向药物的患者，需要定期前往医院复查，进行病情评估及用药安全性评估，同时患者应该将不适症状及时反馈给医生。

免疫治疗的常见不良反应及应对

1

研究表明，免疫治疗相关不良反应可能与T细胞、自身抗体和炎症性细胞因子相关。相比传统化疗，免疫治疗相关不良反应通常为1～2级，症状大多较轻。其中，皮炎、胃肠道反应是最为常见的不良反应。免疫治疗也可对内分泌系统造成影响，且损伤通常不可逆转，甲状腺、垂体是最易受到影响的内分泌器官。

医生，我听说免疫治疗会产生用药相关不良反应，具体有哪些呢？

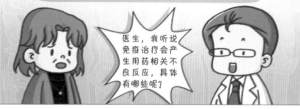

2

发生率较低的不良反应有哪些呢？

免疫检查点抑制剂可对肺、肝、肾、心、神经肌肉等造成一定的影响。其中，免疫治疗相关性肺炎的发生率较低，临床表现主要为干咳和呼吸困难。但此类肺炎进展迅速，严重时可导致呼吸衰竭，威胁患者的生命安全。肝脏相关不良反应的发生率也较低，患者一般无明显症状，常表现为转氨酶升高，可伴或不伴胆红素轻度升高。肾脏相关不良反应主要表现为肾炎及肾衰竭。心脏、神经肌肉毒性更为早见，但由于发生后进展极快且死亡率高，应高度重视，如出现心悸、胸闷、四肢乏力、眼睑下垂等症状应及时就医。

3

对于可能发生的不良反应，有哪些治疗办法呢？

面对免疫治疗相关不良反应，其处理的核心原则为早期预防、早期诊断、动态监测、参考相关指南并结合临床经验给予分级管理。对于轻度不良反应，通常给予对症治疗即可。中重度不良反应需考虑暂停免疫治疗，同时合理使用类固醇皮质激素，必要时请专科医生会诊，通过多学科合作尽早处理，待患者症状好转后激素治疗可缓慢减量。

4

感谢你的耐心解答。

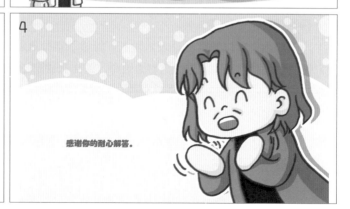

📖 知识精选

相比传统化疗，免疫治疗相关不良反应通常为 1～2 级，症状大多较轻，较少发生重度不良反应。

面对免疫治疗相关不良反应，处理的核心原则为早期预防、早期诊断、动态监测、参考相关指南并结合临床经验给予分级管理。发生中重度不良反应需考虑暂停免疫治疗，尽早通过多学科合作进行及时的干预和治疗。

 专家建议

肺癌免疫治疗适用于驱动基因阴性及部分驱动基因阳性且靶向治疗耐药的患者。临床上根据病理类型、PD-L1 表达情况等选择不同的免疫治疗单药或联合方案。自 2018 年第一个免疫治疗药物在中国上市以来，免疫治疗在国内医院已经广泛应用，临床上对免疫治疗相关不良反应的认识越来越深刻，医务人员也积累了丰富的经验。不管不良反应发生在哪个部位，最佳处理办法就是尽快就医，及时得到专业人员的帮助。

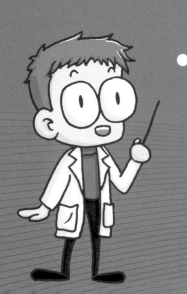

第十一章

肺癌患者的日常生活提示

如何应对肺癌转移

1

我看你近半年的复查指标都挺好的，首先不要因为未发生的事情过度焦虑而影响了你的生活。如果出现转移，要放平心态，与医生商讨接下来的治疗方案。如果转移数量比较少，可以通过姑息手术、放疗、射频消融等进行局部治疗，或通过化疗使肿瘤退缩后再积极寻求局部治疗机会，这些组合拳可以显著延长患者的疾病控制时间。如果是广泛转移，需要尽快明确肺癌的组织病理类型、基因状态和PD-L1表达水平，以确定最佳治疗方案。

医生，如果有一天我的病灶发生转移，我该怎么办呢？

2

我听病友说有脑转移、脑膜转移，还有骨转移，是不是很严重，要怎么预防和治疗呢？

肺癌脑转移治疗效果不好的原因有两个。首先，大脑对抗肿瘤治疗的耐受力有限；其次，血液和大脑之间存在一道"屏障"，这道屏障会把抗癌药物阻隔在大脑之外。肺癌脑转移初期常无症状，要做到早预防、早发现。早预防是指在医生的指导下进行规范治疗；早发现是指患者应定期复查头颅CT/MRI。治疗方面，目前部分靶向药物可通过血脑屏障，控制颅内病灶。现有数据显示免疫检查点抑制剂治疗肺癌脑转移的有效率为20%～30%，优于传统化疗。

3

我明白了，请你再和我说说脑膜转移。

脑膜转移比脑实质转移少见，并且预后差，诊断相对较困难。脑膜转移的患者常有较明显的颅脑症状，但是这些症状缺乏特异性。转移灶侵犯不同部位可导致复杂多样的临床表现。确诊脑膜转移的"金标准"是脑脊液穿刺检查，但是这种检查单次阳性率低，需要反复多次进行以提高检测的阳性率，腰椎穿刺抽取脑脊液会给患者带来很大的身心痛苦，所以临床普及率低。

4

骨转移是不是意味着病情更严重呢，应该如何治疗？

发生肺癌骨转移后，患者的生活质量及生存时间均不容乐观。对此应采取以全身治疗为主的综合治疗：首先，继续进行抗肿瘤治疗，可以选择传统的放化疗、靶向治疗或者免疫治疗；若转移灶严重影响患者的生活质量，或发现存在孤立的骨转移灶，必要时可将转移灶进行姑息性手术切除。其次，应用双膦酸盐药物或地舒单抗，研究表明这类药物可让骨转移患者从中受益。最后，要进行对症的镇痛治疗，患者需要在医生的指导下使用镇痛药，以提高生活质量。

📖 知识精选

部分晚期肺癌患者常伴有较严重的心理问题，如焦虑、抑郁，睡不好、吃不好，也没办法好好接受治疗，导致生存期缩短。

如患者除原发病灶外，转移灶的数量≤5个（也就是寡转移），还是有机会通过姑息手术、放疗、射频消融等局部治疗手段控制，之后再通过化疗使肿瘤退缩后积极寻求局部治疗机会，这样可以显著延长疾病控制时间。

对于广泛转移的患者，需尽快明确组织病理类型、基因状态和PD-L1表达水平，以便医生确定最佳的治疗方案。

晚期肺癌常会出现远处转移，以肝脏、颅脑等部位较为常见，其中颅脑转移又分为脑实质转移和脑膜转移。脑膜转移的诊断相对较困难，临床上可从四个方面帮助诊断，即临床表现、影像学检查、血清肿瘤标志物化验、脑脊液检查，其中应以颅脑磁共振检查和脑脊液检查为主，临床表现等为辅。

大约只有50%的骨转移患者在早期有症状出现，如骨转移部位的疼痛、转移部位骨折，晚期可能出现乏力、消瘦等症状。骨转移的辅助检查有骨扫描、PET-CT以及常规的CT、MRI。

专家建议

肺癌患者一旦发现转移，要调整心态，积极就诊，配合医生的治疗。发生脑转移、脑膜转移的肺癌患者，医生会根据病变范围、水肿程度以及有无出血、脑疝等情况进行对症治疗。肺癌患者应坚持每年做1次骨扫描。如确诊为骨转移，通常可选用双膦酸盐或地舒单抗改善骨骼健康状况并降低骨折风险，根据骨转移部位选择放疗或与镇痛药联合应用可以减少镇痛药的用量、预防病理性骨折。

如何做好按时随访

1

医生，你每次都嘱咐我按时随访，那随访复查对肺癌患者有什么好处呢？

不同分期的肺癌患者或者采用不同治疗手段的肺癌患者，随访内容略有不同，但主要包括两点：一是了解病情是否有进展，如果发现病灶复发或转移，可以尽早采取有效的干预手段，如再次手术等；二是评估治疗效果，以判断是否需要调整治疗方案。

2

"评估治疗效果"是指什么呢？

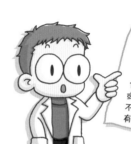

对于没有接受手术的局部晚期或晚期患者，随访复查的主要目的是评估当前治疗手段的疗效，如化疗、靶向治疗、放疗的疗效等。疗效评估的结果一般分为四种：①完全缓解，即通过治疗肿瘤完全看不见了；②部分缓解，即肿瘤明显缩小了；③稳定，即肿瘤没有变化或变化不大；④进展，即肿瘤明显增大或出现了新的病灶。只要疗效评估不是"进展"，一般认为治疗就是有效的，之前的治疗需要持续。

3

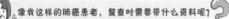

像我这样的肺癌患者，复查时需要带什么资料呢？

一般来讲，患者应携带每次复查的影像学报告或片子，重点携带的是病变部位的影像学资料，如胸部CT、头部MRI、骨ECT报告，以及抽血检查报告单，如血常规、肝肾功能及肿瘤标志物报告单等。对于住院接受过手术的患者，出院后应到医院病案室复印病历资料，如入院记录、影像学报告、肿瘤学相关检验报告、手术记录单、病理报告、出院记录、基因检测报告（若有）等，后续复查时一并携带。准备齐全的病史资料有利于医生准确评估病情并提供个体化的后续治疗建议。

4

除了携带这些资料，随访时我该询问医生哪些问题呢？

我把患者该咨询的问题归为八个方面。
1. 随访时要做哪些检查，间隔多长时间随访一次。
2. 如果出现身体异常变化和不适，应当怎样寻求帮助，与谁联系。
3. 肿瘤常见的并发症是什么，会出现哪些症状。
4. 肿瘤治疗中会存在哪些不良反应，应该如何处理。
5. 肿瘤的复发概率有多大，常见复发时间间隔是多久，如何降低肿瘤复发的风险。
6. 如果复发，应当如何治疗。
7. 是否可以向组织或机构寻求支持和帮助，能否及如何参加临床试验。
8. 在生活习惯和饮食中应该注意什么。

知识精选

随访复查的好处有两点：首先，了解病情是否进展，包括疾病复发或转移的情况，以便尽早干预治疗；其次是评估治疗效果。

疗效评估结果分为四种，即完全缓解、部分缓解、稳定、进展。只要疗效评估不是"进展"，一般认为治疗是有效的。

患者每次复查应携带影像学报告或片子，还有诊断性检查报告。提前想好需要向医生咨询的问题。

专家建议

抗癌治疗是一个长期的过程，患者应该坚持按时随访，及时发现肺癌复发或转移等情况，尽早进行临床干预，有助于延长患者的生存时间并提高生活质量。为了便于随访，复查时请患者携带相关的病历资料，复查结束后向医生询问检查结果及下次复查时间，妥善保管好每一次的复查资料。

肺癌患者应该怎么吃

1

医生，我妈妈以前喜欢吃海鲜、鸡蛋、羊肉，得了肺癌后就都不敢吃了，说这些是"发物"，是这样吗？

"发物"其实是由前人根据生活经验总结而来的，存在许多误区。其实，在营养充足、摄入合理的前提下只要患者对食物不过敏，可以想吃什么就吃什么。

2

那为什么还有好多病友认为"发物"会引起肿瘤复发呢？

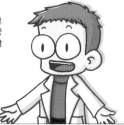

"发物"和"复发"中的"发"是同一个字，这就容易让不明就里的病友望文生义。民间认为"发物"可以影响很多疾病的发生与发展，尤其是疾病的复发。实际上，被误认为"发物"的肉、蛋都是优质蛋白。提高饮食中的蛋白质比例能明显提高肿瘤患者的体能及生活质量，延长生存时间。盲目忌口只能使患者的营养状况日趋恶化。"发物"能否引起肿瘤复发还缺乏足够的证据，至少到目前为止未见明确因食用"发物"而导致肿瘤复发的病例，可见这些信息是没有科学依据的。肿瘤患者的忌口应该因病而异、因人而异、因治疗方法而异。完全素食，并不利于肿瘤患者的康复，荤素合理搭配才是最佳的饮食选择。

3

肿瘤患者在饮食上应该遵循什么原则呢？

肿瘤患者在饮食上应该遵循少食多餐、细嚼慢咽、七八分饱的饮食原则。

均衡膳食，粗细搭配，种类齐全、数量充足、比例适当，多吃能量密度高的食物，增加优质蛋白的摄入（牛奶、鸡蛋、肉类和豆制品）。

每天摄入适量的谷物；蔬菜、水果富含维生素C、膳食纤维和重要的植物化学物质等，建议肿瘤患者按照正常人每天的摄入量摄入足够的蔬菜、水果；豆类及豆制品是优质蛋白、膳食纤维、维生素的重要来源，富含矿物质和植物甾醇，不含胆固醇，同样是很好的食物选择。肿瘤患者应该少吃煎炸、烧烤、腌制食品，不吃霉变食品。日常饮食建议多采用蒸、炖、温拌、白灼等方式制作，尽量做到少油、少盐、少糖。

4

很多人认为部分保健品能增强免疫力，与放化疗配合可以提高治疗效果，减轻不良反应。事实上，许多保健品缺乏主要营养元素，无法提供充足的能量以满足机体代谢的需求。许多保健品价格昂贵，有些患者甚至把所有的积蓄花在购买保健品上而耽误了正规治疗，这是非常不可取的。

市面上有一些保健品号称能够抗肿瘤，真的是这样吗？

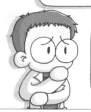
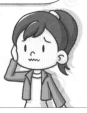

📖 知识精选

无论是现代医学还是中国传统医学，都没有"发物"的说法。即便在中医学的专业著作、工具书中，也没有针对发物的专门注释。"发物"其实是由前人根据生活经验总结而来的：人们发现吃了某种食物会诱发或加重疾病，但却无法解释原因，于是就将这类食物统称为"发物"。有人吃了鱼虾，皮肤就会瘙痒、长疹子（过敏），于是就将鱼虾归于"发物"；有人吃多了橘子、荔枝，喉咙就会发干、发痛，于是就将橘子、荔枝归于"发物"。

有时候食物本身没有问题，只是因为卫生环境不佳、食物加工不当，导致人在食用了某些食物后出现了不适，但大家也会凭借经验认为该食物属于"发物"。虽然前人总结出"发物"的饮食禁忌，出发点确实是为了饮食安全，但其中存在许多误区，所以我们应该科学地对待"发物"，而不是一味盲从。

其实，在营养充足、摄入合理的前提下只要患者对食物不过敏，可以想吃什么就吃什么。有研究发现肺癌患者体重指数越低，生存期越短，换句话说，充足、多样的营养摄入比忌口更重要。

肿瘤患者应遵循少食多餐、细嚼慢咽、七八分饱的饮食原则。食物的选择上与正常人一样就好，但一定要保证营养，避免摄入辛辣、油腻、高糖、高盐食物。

合理饮食、适量运动、戒烟限酒、心态平衡才是正确面对癌症的核心策略。

专家建议

> 肿瘤属于消耗性疾病，晚期患者多表现为消瘦、乏力、营养状况欠佳，因此增进食欲、加强营养对肿瘤患者的康复非常重要。日常生活中患者要注意食物应尽量做到多样化，多吃高蛋白、高维生素、低动物脂肪、易消化的食物及新鲜水果、蔬菜，不吃变质的食物，少吃熏、烤、腌泡、油炸、过咸的食物，主食粗细搭配，以保证营养均衡。

肺癌会传染、会遗传吗

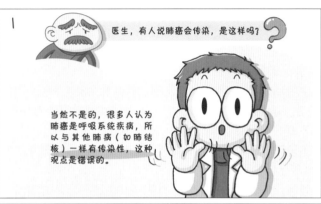

1

医生，有人说肺癌会传染，是这样吗？

当然不是的，很多人认为肺癌是呼吸系统疾病，所以与其他肺病（如肺结核）一样有传染性，这种观点是错误的。

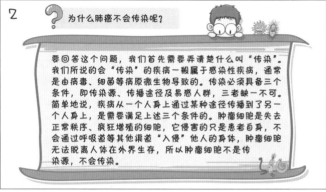

2

为什么肺癌不会传染呢？

要回答这个问题，我们首先需要弄清楚什么叫"传染"。我们所说的会"传染"的疾病一般属于感染性疾病，通常是由病毒、细菌等病原微生物导致的。传染必须具备三个条件，即传染源、传播途径及易感人群，三者缺一不可。简单地说，疾病从一个人身上通过某种途径传播到了另一个人身上，是需要满足上述三个条件的。肿瘤细胞是失去正常秩序、疯狂增殖的细胞，它侵害的只是患者自身，不会通过呼吸道等其他渠道"入侵"他人的身体，肿瘤细胞无法脱离人体在外界生存，所以肿瘤细胞不是传染源，不会传染。

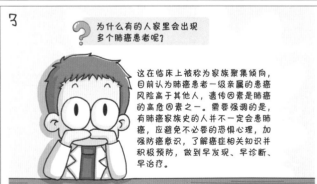

3

为什么有的人家里会出现多个肺癌患者呢？

这在临床上被称为家族聚集倾向，目前认为肺癌患者一级亲属的患癌风险高于其他人，遗传因素是肺癌的高危因素之一。需要强调的是，有肺癌家族史的人并不一定会患肺癌，应避免不必要的恐惧心理，加强防癌意识，了解癌症相关知识并积极预防，做到早发现、早诊断、早治疗。

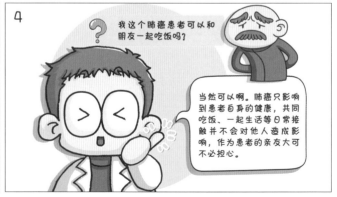

4

我这个肺癌患者可以和朋友一起吃饭吗？

当然可以啊。肺癌只影响到患者自身的健康，共同吃饭、一起生活等日常接触并不会对他人造成影响，作为患者的亲友大可不必担心。

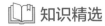 知识精选

肺癌不是呼吸系统感染性疾病，不会传染。

遗传因素是肺癌的高危因素之一，但有肺癌家族史的人并不一定会患肺癌。

肺癌患者可以与家人朋友共同吃饭，一起生活，保持正常的交流与接触。

 专家建议

　　肺癌不具有传染性，因此亲人和朋友要多给肺癌患者关爱，在生活上和精神上给予他们支持，这也是肺癌患者能够长期生存的有力保障。肺癌具有一定的遗传易感性（遗传意义上的某种疾病患病风险的增加，也称为遗传倾向性），但并非父母患病子女就一定患病。与遗传相比，后天的行为和环境因素对肺癌发病影响更大，如吸烟、空气污染等。

吸烟会得肺癌吗，戒不掉烟怎么办

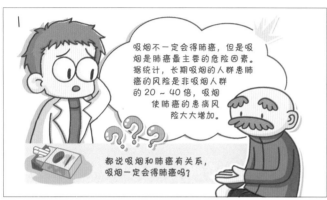

吸烟不一定会得肺癌，但是吸烟是肺癌最主要的危险因素。据统计，长期吸烟的人群患肺癌的风险是非吸烟人群的 20～40 倍，吸烟使肺癌的患病风险大大增加。

都说吸烟和肺癌有关系，吸烟一定会得肺癌吗？

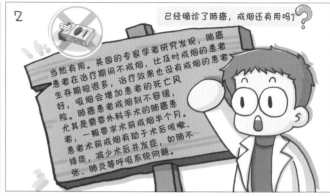

已经确诊了肺癌，戒烟还有用吗？

当然有用。英国的专家学者研究发现，肺癌患者在治疗期间不戒烟，比及时戒烟的患者生存期短很多，治疗效果也没有戒烟的患者好，吸烟会增加患者的死亡风险。肺癌患者戒烟刻不容缓，尤其是需要外科手术的肺癌患者，一般要求术前戒烟半个月，患者术前戒烟有助于术后咳嗽、排痰，减少术后并发症，如肺不张、肺炎等呼吸系统问题。

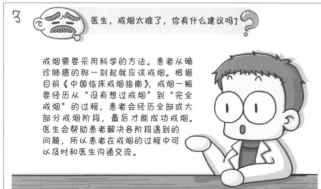

医生，戒烟太难了，你有什么建议吗？

戒烟需要采用科学的方法。患者从确诊肺癌的那一刻起就应该戒烟。根据目前《中国临床戒烟指南》，戒烟一般要经历从"没有想过戒烟"到"完全戒烟"的过程，患者会经历全部或大部分戒烟阶段，最后才能成功戒烟。医生会帮助患者解决各阶段遇到的问题，所以患者在戒烟的过程中可以及时和医生沟通交流。

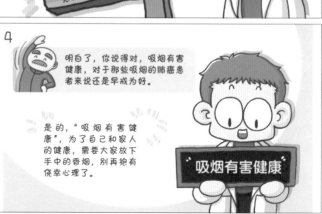

明白了，你说得对，吸烟有害健康，对于那些吸烟的肺癌患者来说还是早戒为好。

是的，"吸烟有害健康"，为了自己和家人的健康，需要大家放下手中的香烟，别再抱有侥幸心理了。

吸烟有害健康

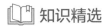 知识精选

吸烟有害健康，戒烟刻不容缓！

从确诊肺癌的那一刻起，患者就应该戒烟。

需要外科手术的肺癌患者一般要求术前戒烟半个月。

 专家建议

　　长期吸烟与肺癌的关系已经得到确认，烟草燃烧的烟雾中含有 600 多种有害物质，长期吸烟可以导致肺部纤毛摆动清除力减弱，导致细胞变异，进而引发肿瘤。戒烟对于肺癌患者非常必要，戒烟后患者的肺功能得到改善，配合有效的治疗，尤其是早期肺癌的手术治疗，可以有效延长患者的生存期，提高患者的生存质量。

肺癌患者如何做好自我保健

1 医生，我妈妈马上出院了，除了遵医嘱定期复查外，生活中还需要注意什么吗？

在日常生活中，要注意让患者避免劳累及情绪波动，规律作息。如果患者出现失眠、焦虑等症状，可以在医生的指导下服用精神类药物和安眠药。现代医学越来越重视心理健康在疾病治疗过程中的积极作用。患者良好的心态、乐观的心情，是疾病康复的重要保证。

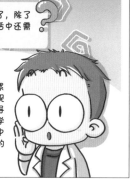

2 有没有什么方法可以让患者尽量保持平稳的心态呢？

如果患者平时有一些兴趣爱好，如听音乐、下棋、读书、看报等，应该坚持下去，这些事情有助于患者放松心情，过度关注自身病情是造成很多负面情绪的主要原因。建议患者学习和疾病相关的靠谱知识，不要被网络上不靠谱的抗癌信息所迷惑，徒增焦虑。

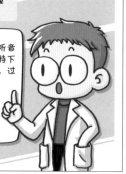

3 我看到网上有一些病友群，我妈妈适合加入吗？

如果患者能有机会、有意愿加入当地的正规抗癌组织，和其他肿瘤患者成为朋友，相互倾诉情绪、相互帮助、沟通医疗信息，甚至积极参与一些社会活动，尽力去帮助别人，这对患者的病情康复是非常有利的。

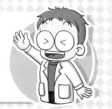

4 在饮食方面有什么需要注意的？

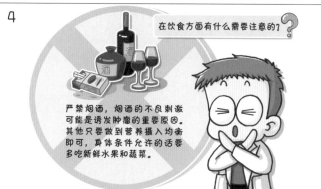

严禁烟酒，烟酒的不良刺激可能是诱发肿瘤的重要原因。其他只要做到营养摄入均衡即可，身体条件允许的话要多吃新鲜水果和蔬菜。

📖 知识精选

　　患者确诊肺癌后，应坦诚接受亲戚朋友的安慰和支持，同时家属应主动帮助他们鉴别、过滤不靠谱的抗癌信息。

　　患者院外休息期间可以根据自己的身体情况完成一些感兴趣的活动，如果患者出现失眠、焦虑的症状，可以在医生的指导下对症用药。

　　患者可以和病友、朋友等倾诉焦虑情绪，同时饮食上注意禁烟酒，避免刺激性食物的摄入，可适当参加一些力所能及的体育运动。

专家建议

　　肺癌患者应该在力所能及的情况下保持自己的兴趣爱好，病友之间互相帮助、注意饮食、调节睡眠，必要时可以寻求医生的帮忙。

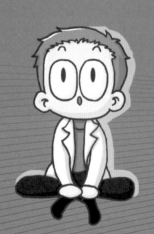

第十二章

肺癌家属专题

如何应对肺癌患者及家属的心理问题

1

恐惧和担心是癌症患者和家属面对癌症时最常见的心理。这种恐惧和担心更多源于对疾病的不了解。很多人认为得了癌症活不了多久，很快就会死去，这种误解会加重恐惧和痛苦。只有对癌症病情的发展及治疗方案有充分的了解，内心的恐惧和担心才会缓解。

医生，我妈妈刚刚知道自己得了肺癌，她很害怕、很苦恼，这可怎么办呀？

2

作为家属应该怎么做才好呢？

既然你妈妈已经知道自己得了肺癌，那就没必要再刻意隐瞒病情，可以选择缓和的方式向你妈妈说明病情，让她了解她的肺癌到了什么程度、有哪些治疗手段、会出现什么不良反应等，帮助她树立信心，积极配合治疗。这样才有可能缓解她的恐惧和焦虑情绪。另外，良好的家庭支持也能改善患者的健康状况、生活质量和情绪。在临床工作中发现，对患者隐瞒病情往往会造成各种各样的矛盾，如患者不配合、对治疗不满意等，进而影响到治疗效果，这些都不是我们想要的结果。患者本身也有对自己病情知情的权利，我们要选择一个合适的方式来告知她，让她也参与到诊疗决策中，实现知情同意到决策共享的转变，这样不仅有助于提高患者的满意度，而且有助于提高治疗效果。

3

良好的家庭支持包括五个方面，即关注患者的需求、耐心倾听、坦诚交流，情感慰藉，精神支持，分享生活的美好。家属可以多关注患者的情绪反应，保持沟通，鼓励他们保持积极的心态。在体力允许的情况下鼓励他们进行一些力所能及的活动，如唱歌、慢舞、散步等，保持心情愉悦，激发患者的生命力。

日常生活中家属还可以做些什么呢？

4

医生，有时候我也会感到很焦虑，作为患者家属，应该如何调节情绪呢？

在陪伴患者治疗的过程中，家属也会产生恐惧、焦虑、抑郁等心理问题。首先，家属要明白，自己情绪悲伤对患者的病情无利，相反保持积极良好的心态，一方面能够增强自己应对的信心，另一方面也能给患者带来更多的正能量，让他们能更加勇敢地去与疾病斗争。其次，家属可以与医护人员多沟通，以减轻由于病情信息缺失造成的不确定感，调整不良情绪。最后，家属在照顾好患者的同时，也应该照顾好自己，适当放松身心、保持自身健康才能更好地帮助患者。

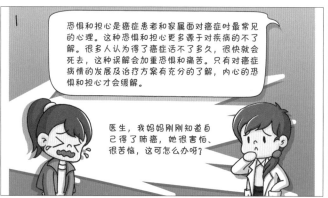

📖 知识精选

肺癌患者与家属应互相理解、充分信任、坦诚沟通。

家属应支持肺癌患者建立和保持积极的心理状态。

患者家属要照顾好自己的身体，关注自己的心理健康。

专家建议

面对癌症，往往同时考验着患者与家属，他们应该做到以良好的心态面对疾病、积极地配合治疗、对治疗充满信心。如果在治疗过程中真的遇到了凭自己难以去克服、消化的情绪难题，不要怕，可以和医护人员多沟通交流，他们会真诚地为患者与家属提供帮助。

如何帮助被诊断为肺癌的亲人

1 医生，自从我爸爸被诊断为肺癌后，我心里特别不踏实，你能给我讲讲亲人被诊断为肺癌后作为家属应该注意哪些事情吗？

当然可以，首先家属需要帮助患者了解疾病相关知识，同时了解肺癌的治疗方法。目前肺癌的治疗方法包括手术治疗、化疗、放疗、靶向治疗和免疫治疗。临床上提倡对肺癌进行综合治疗，即结合患者的身体情况与病情，以及患者和家属的意愿综合制订一套适合患者的最佳治疗方案。

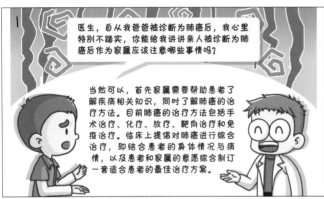

2 放疗和化疗有什么区别呢？

放疗是用物理射线对肿瘤进行照射的局部治疗方法，化疗是指用化学药物（口服或静脉给药）进行全身性治疗。放疗和化疗的区别在于杀灭肿瘤的原理不一样，前者是具有一定精准度的局部治疗，后者属于全身性治疗措施。

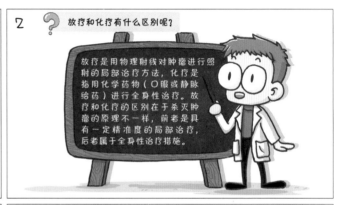

3 我经常听人说起靶向药物，怎么才能知道我爸爸适不适合吃靶向药物呢？

大家所说的"吃靶向药物"，其实指的是靶向治疗，属于精准治疗。靶向治疗前，通常需要取患者的病理组织（或血液）样本进行基因检测，明确是否有肿瘤驱动基因发生突变，以此判断患者是否适合靶向治疗，以及指导选择哪一种靶向药物。随着医学的发展，对于不能进行靶向治疗的患者还可以有免疫治疗等其他选择，患者、家属应该和医生进行充分的沟通和交流，共同制订出最适合患者的治疗方案。

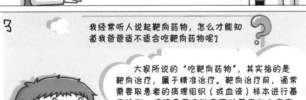

4 医生，之前你提到要"高效就医"，请问如何做到高效就医呢？

去医院之前，患者及家属需要整理好所有的病历资料，包括门诊的、住院的各种单据，以及在其他医院就诊的病历，包括手术记录、出院记录、病理报告单、基因检查报告，B超、CT和磁共振等影像学检查报告及胶片，还有所有的血液检查单。如果有化疗方案和放疗记录单，也别忘了带上。准备好上述资料，可以让接诊的医生全面、准确了解患者的信息，提高就医效率。

家属需要帮助患者了解疾病相关知识，同时了解肺癌的治疗方法。

放疗是具有一定精度的局部治疗，而化疗是全身性治疗措施。

靶向治疗是一种精准治疗，可以通过基因检测来判断患者是否适合靶向治疗。

每次就诊的病历、检查报告、影像学检查报告及胶片都要妥善保存，下次去医院的时候记得带上，提高就医效率。

 专家建议

作为肿瘤患者的家属，除了要好好照顾和陪伴患者之外，应及时从医生处详细了解患者的具体病情，并就患者的治疗方案等问题与医生进行积极沟通。鼓励和支持患者建立并保持积极的心态，树立信心，对抗疾病。

肺癌患者及家属如何应对不良情绪

1 Q: 自从我妈妈确诊后，我很焦虑、迷茫，甚至对未来的生活丧失了信心，我查阅了很多资料，有人说肺癌五年生存率很低，也有人说患者心理负担过重反而会加速病情的进展。我都不知道该怎么办才好，也不知道该如何与妈妈沟通。

A: 你的心情我十分理解。你提到的"肺癌五年生存率很低"的说法不准确，因为不同分期、分型的肺癌治疗策略不一样，生存预后也不一样，笼统说"肺癌五年生存率很低"是不准确的。

2 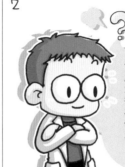 我看到网上有很多人对这种说法表示赞同，甚至有人说"确诊为肺癌就等于无药可治"。

首先，随着健康体检和癌症筛查的普及，现在多数肺癌患者可以做到早期发现，并且通过手术以及辅助治疗进行根治；其次，虽然晚期肺癌生存率不如早期肺癌高，但近几年随着靶向治疗以及免疫治疗研究的进展，晚期患者有望长期带病生存，甚至治愈。

3 那"患者心理负担过重反而会加速病情的进展"的说法有依据吗？

我认为产生这种片面观点的原因有两个方面，一方面是患者不愿意对自己的病情有过多了解，也不愿意听从医生的治疗建议，偏执地认定"癌症等于死亡"；另一方面，现在患者接触知识的渠道很多，会获得许多不准确的信息，导致不少患者思虑过重，产生了大量负面情绪，进而对医生给出的治疗建议持有怀疑态度，不配合医生进行治疗。这两种情况确实会增加患者的心理负担，加速病情的进展。

4 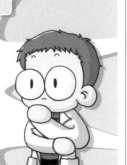 作为家属，我特别想尽我所能帮助我妈妈康复，但我不知道从哪些方面做起。

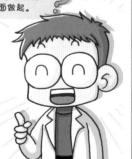 我提几点建议，你可以记一下。应该鼓励患者寻求亲戚、朋友的支持，肿瘤的治疗是一个漫长而复杂的过程，有人出谋划策，分担和减少患者需要操办的事情，这样才能让患者安心养病。在体力允许的情况下，患者也应该做一些自己喜欢的事情，分散注意力，增加生活乐趣。

📖 知识精选

肺癌不同的分型、分期，治疗策略是不一样的，预后也不同。

肺癌患者可早期发现，并且可手术根治。随着靶向治疗以及免疫治疗的研究进展，晚期患者有望长期带病生存。

在肺癌治疗过程中需要鼓励患者主动进行心理调节，避免思虑过重。

 专家建议

患者在病程中需要时刻注意心理调节，避免思想负担过重，在日常生活中应保持平常心，家属应该合理分担和减少患者需要操办的事情，让患者安心养病，鼓励其充满勇气地走好肿瘤康复之路。

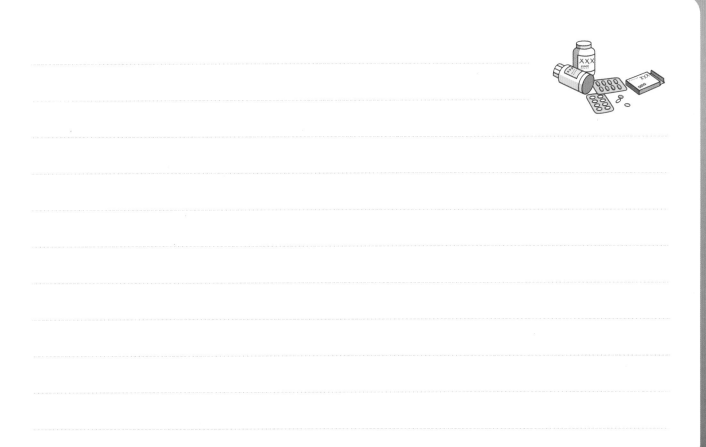

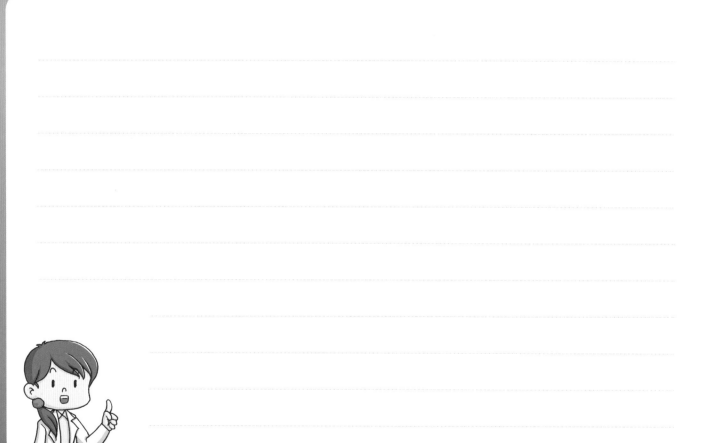

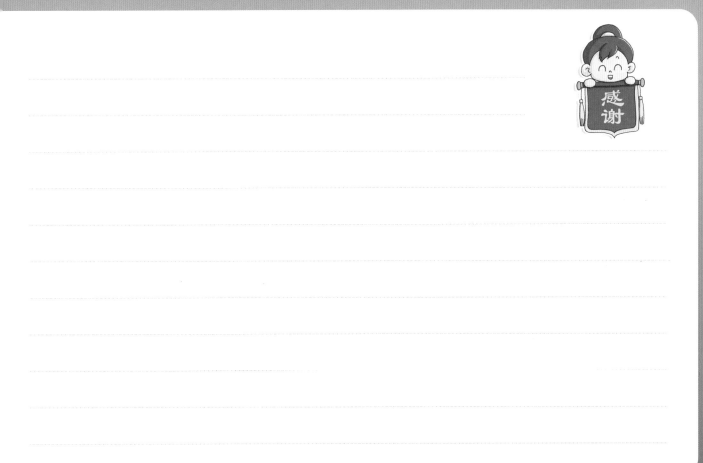

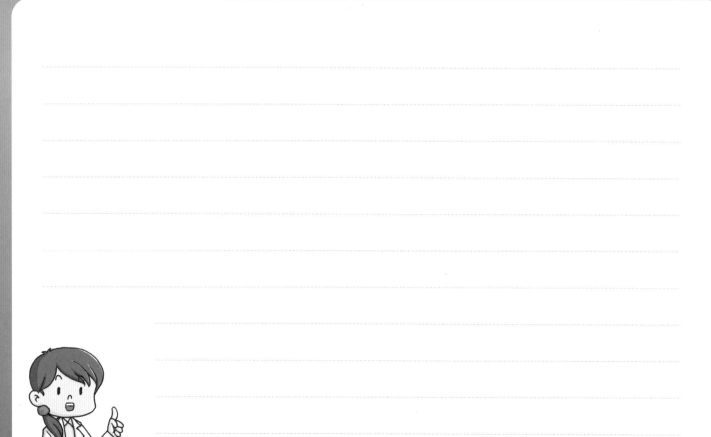